RECHERCHES CLINIQUES

SUR

LES PROPRIÉTÉS MÉDICALES

DE LA

GRAINE DE MOUTARDE BLANCHE

PARIS

CHEZ DIDIER, ÉDITEUR,

PALAIS-ROYAL, GALERIE D'ORLÉANS, Nº 32.

1859

RECHERCHES CLINIQUES

SUR

LES PROPRIÉTÉS MÉDICALES

DE LA

GRAINE DE MOUTARDE BLANCHE

TIRÉES DE L'OUVRAGE DE

M. Charles TURNER COOKE

MÉDECIN CONSULTANT ET CHIRURGIEN, A CHELTENHAM,

Intitulé :

OBSERVATIONS SUR L'EFFICACITÉ DE LA GRAINE DE MOUTARDE
BLANCHE DANS LES AFFECTIONS DU FOIE,
DES ORGANES INTERNES ET DU SYSTÈME NERVEUX,
ET SUR LES PRÉCAUTIONS GÉNÉRALES A PRENDRE POUR
CONSERVER LA SANTÉ ET LA VIE,

AUGMENTÉES D'UN TRÈS-GRAND NOMBRE D'OBSERVATIONS RECUEILLIES EN FRANCE

PAR

M. DIDIER.

9ᵉ ÉDITION.

Prix : 1 fr. 25 c. et 1 fr. 50 c. par la poste.

(ENVOI CONTRE TIMBRES-POSTE).

PARIS

CHEZ DIDIER, ÉDITEUR,

PALAIS-ROYAL, GALERIE D'ORLÉANS, Nº 32.

1859
1860

RECHERCHES CLINIQUES

SUR

LES PROPRIÉTÉS MÉDICALES

DE LA

GRAINE DE MOUTARDE BLANCHE

Tirées de l'ouvrage

De M. Charles TURNER COOKE

MÉDECIN CONSULTANT ET CHIRURGIEN, A CHELTENHAM.

———◇———

L'emploi médical de la Graine de Moutarde blanche remonte environ à un siècle ; ce fut le célèbre Cullen qui signala le premier les vertus médicamenteuses de cette plante indigène, et qui l'introduisit dans la science. Il la préconisa comme un très-utile et très-bienfaisant laxatif, également propre à prévenir et à guérir un très-grand nombre d'affections gastriques. Toutefois le grand nosologiste ne parvint pas à populariser, en Angleterre, l'usage de la Graine de Moutarde ; il ne put lui donner qu'un crédit éphémère, qui ne lui survécut pas. Le nouveau médicament n'obtint, après sa mort, que le stérile honneur d'une mention spéciale dans les traités de thérapeutique ; négligé par les médecins, il fut bientôt oublié par les malades. Il est vrai que Cullen ne fit, pour ainsi dire, qu'entrevoir la valeur thérapeutique de la Graine de Moutarde blanche ; il ne connut que ses propriétés laxatives, et ne se douta pas des éminentes et multiples vertus qui devaient lui valoir plus tard une si haute fortune.

M. TURNER FAIT REVIVRE L'USAGE DE LA GRAINE DE MOUTARDE BLANCHE EN ANGLETERRE, DANS LE COURANT DE L'ANNÉE 1822.

Ce fut dans l'année 1822 que l'usage de la Graine de Moutarde reprit faveur chez nos voisins d'outre-Manche, qui surent alors apprécier les nombreux et importants services que ce simple médicament indigène pouvait rendre à la santé publique. Un homme du monde, M. Turner, était depuis longues années atteint de maux invétérés, qui avaient résisté à des traitements sans nombre ; rien n'avait pu ni le guérir ni le soulager. Une circonstance accidentelle lui fit prendre la résolution de se mettre à l'usage de la Graine de Moutarde blanche. Il croyait n'avoir affaire qu'à un simple apéritif ; mais il ne tarda pas s'apercevoir qu'il s'était heureusement trompé, et qu'il avait mis la main sur un véritable remède curatif. Ses maux disparurent avec une promptitude qui excita son étonnement ; il lui semblait qu'une main bienfaisante lui enlevait chaque jour une souffrance. Il retrouva progressivement ses forces et sa gaîté naturelle ; il reprit toutes ses habitudes, et sembla renaître à une vie nouvelle.

———————

INTERVENTION DU Dr COOKE ; IL DONNE AU NOUVEAU MÉDICAMENT L'APPUI D'UNE HAUTE AUTORITÉ MÉDICALE.

Le docteur Cooke, médecin de Cheltenham, jouissait en Angleterre d'une célébrité méritée. Il n'avait pas moins à se plaindre de l'état de sa santé que M. Turner ; comme lui, il avait vainement essayé mille remèdes. Ses maux semblaient braver son savoir et déjouer tous ses efforts. Il ne fut pas plutôt informé d'une guérison, qui faisait le sujet de tous les entretiens, qu'il se mit à l'usage de la Graine de Moutarde. Son rétablissement ne fut ni moins prompt ni moins complet que ne l'avait été celui de M. Turner. Ces deux cures, également inespérées, firent grand bruit dans le pays, et émurent tous les esprits ; tous les malades voulurent essayer la Graine de Moutarde blanche ; le nouveau remède fut employé contre de nombreuses maladies de nature diverse. Le succès prit des proportions inattendues, et dépassa toutes les prévisions. On n'entendait parler que de guérisons ; on ne voyait partout que malades qui se félicitaient réciproquement de leur délivrance, et qui portaient aux nues la merveilleuse semence qui les avait sauvés.

PRÉDICATION ENTHOUSIASTE DU Dr COOKE ET DE M. TURNER. SUCCÈS RAPIDES ; POPULARITÉ UNIVERSELLE DE LA GRAINE DE MOUTARDE BLANCHE.

Heureux de voir tant de compagnons d'infortune profiter de leur exemple et se délivrer de leurs maux, le docteur Cooke et M. Turner posèrent les bases d'une fraternelle alliance et se crurent appelés à remplir une mission humanitaire. Ils prirent la résolution de populariser l'usage médical de la Graine de Moutarde, et se mirent à l'œuvre avec une ardeur et un enthousiasme qui firent sortir les prosélytes de dessous terre. Rien ne put faire obstacle à une œuvre de conscience et de bonne foi ; rien ne fut épargné pour frapper les esprits et pour mettre en évidence les vertus et l'efficacité du nouveau médicament : prédication, voyages, écrits, distribution de Graine aux indigents, tous les moyens de conviction que peuvent suggérer le zèle et la foi, furent employés par les deux initiateurs. On crut partout à une parole que venaient confirmer chaque jour les plus nombreuses et les plus éclatantes guérisons ; la Graine de Moutarde blanche acquit bientôt dans les trois royaumes britanniques une faveur et une popularité universelles.

L'EMPLOI MÉDICAL DE LA GRAINE DE MOUTARDE BLANCHE S'INTRODUIT ET SE POPULARISE AUX ÉTATS-UNIS D'AMÉRIQUE.

Les vérités utiles trouvent mille chemins toujours ouverts qui les transportent rapidement d'Angleterre aux États-Unis d'Amérique. Populaire chez les Anglais, la Graine de Moutarde ne pouvait manquer de le devenir chez les Anglo-Américains ; les deux peuples anglo-saxons, voués au culte de l'utile, et habitués à donner à chaque chose son prix réel, placent aujourd'hui la Graine de Moutarde blanche au rang des plus hautes conquêtes de la science médicale. Les noms de *remède béni, de magnifique présent du Ciel,* que lui prodigue l'enthousiasme du docteur Cooke, n'ont pour eux rien d'hyperbolique. La bienfaisante semence est un remède familier, un remède ami, qui ne les quitte jamais, sur lequel ils comptent en toute occasion ; ils le trouvent sous leur main dans leur maison ; il les suit dans tous leurs voyages ; c'est une soupape de sûreté sanitaire qui prévient les petits maux et délivre des grands ; c'est un tout-puissant talisman qui sert de sauve-garde contre la plupart des maladies. On est convaincu, chez les peuples anglo-saxons, que c'est à l'usage devenu, pour ainsi dire, universel de la Graine de Moutarde blanche, que l'on doit la diminution des cas de consomption pulmonaire et l'allongement de la durée moyenne de la vie.

INTRODUCTION EN FRANCE DE L'USAGE MÉDICAL DE LA GRAINE DE MOUTARDE BLANCHE.

Ce fut en 1827 que la réputation médicale de la Graine de Moutarde blanche traversa le détroit et passa d'Angleterre en France. Tout le monde connaît l'histoire de M. Didier : il était au lit depuis sept mortelles années ; sa maladie, réputée incurable, touchait à l'agonie ; les plus fameux médecins de l'époque l'avaient condamné et abandonné. Il attendait la mort, un pied dans la tombe, quand il entendit parler des prodiges que l'on attribuait, en Angleterre, à l'usage de la Graine de Moutarde blanche. Il se mit, sans perdre une minute, à l'usage de ce médicament, qui fit rentrer dans son cœur une lueur d'espérance, et qui ne tarda pas à lui rendre la santé, ou plutôt la vie. Une guérison si merveilleuse jeta dans l'âme ardente et reconnaissante de M. Didier une étincelle du feu sacré qui avait allumé le zèle du docteur Cooke et de M. Turner ; comme eux, il se fit médecin et apôtre. Il résolut de populariser en France un remède qui lui semblait sans égal, et qui avait été pour lui un moyen de salut. Personne n'ignore les immenses et rapides succès de la mission que se donna M. Didier ; sa parole retentit d'un bout de la France à l'autre ; riches ou pauvres, tous les malades s'empressèrent de suivre son exemple. On peut dire aujourd'hui que la Graine de Moutarde blanche n'est pas moins populaire, et ne rend pas moins de services chez nous que chez nos voisins.

POPULARITÉ DE LA GRAINE DE MOUTARDE CHEZ TOUS LES PEUPLES CIVILISÉS.

Tel est l'état réel des choses, tels sont les faits accomplis! La Graine de Moutarde blanche est aujourd'hui un remède éminemment populaire chez les trois peuples les plus éclairés du monde, on pourrait dire chez tous les peuples civilisés. La foi qui, dit-on, fait marcher les montagnes, sait aussi traverser les frontières des peuples ; missionnaires cosmopolites du nouveau remède, le docteur Cooke et M. Turner ne devaient pas rencontrer le Dieu-Terme sur les côtes de leur pays ; ils ont généreusement porté leurs principes et leur exemple en Allemagne, en Italie, dans presque toutes les contrées de l'Europe. Partout ils ont opéré des cures éclatantes, et fait des prosélytes innombrables ; partout ils ont obtenu l'accueil sympathique et la reconnaissance des populations. — Une si haute fortune, acquise par une humble plante si longtemps méconnue, n'est point née du caprice et ne vient point du hasard ; ce n'est point à des services imaginaires, acceptés par la crédule ignorance et propagés par la folle ardeur des masses populaires, que la Graine de Moutarde doit son immense crédit et son universelle popularité. Il ne s'agit pas ici d'une de ces prétendues panacées qu'enfante le besoin de croire ou de tromper, qui naissent aujourd'hui pour mourir demain et qui ne reposent que sur d'absurdes et mensongères légendes. C'est la vérité elle-même qui parle depuis trente ans par la bouche des peuples ; l'artifice et le mensonge ne vivent pas si longtemps.

Une expérience continue de plus d'un quart de siècle, chez tous les peuples civilisés ; des vertus éminentes éprouvées dans des maladies de tout genre, de toute espèce, de toute gravité ; des succès qui se comptent par millions, c'est-à-dire qui ne se comptent plus ; des cures qui ressemblent à des résurrections ou à des miracles ; des *ex-voto* consignés par des malades de tout âge, de toute autorité, de toute condition ; une popularité constatée par une pratique universelle et sanctionnée par la science officielle, tant de titres, tant de services, tant de prodiges ont placé la Graine de Moutarde blanche à une hauteur qui défie toute objection, qui décourage toute critique, toute dénégation.

Appréciation médicale de la Graine de Moutarde blanche.

Propriétés physiologiques et thérapeutiques. — Acceptons les arrêts de l'opinion, sans discuter ce qui ne peut plus être raisonnablement mis en question ! Cherchons seulement à comprendre comment une humble plante, inaperçue par tant de siècles passés, a pu rendre tout à coup tant de services et acquérir tant de renommée. Il n'est peut-être point difficile d'éclaircir cet apparent mystère, et de montrer que la science, plus attentive, pouvait aisément prévoir une fortune dont les causes sont aussi simples que naturelles. C'est dans l'analyse physiologique et chimique de la Graine de Moutarde, c'est dans le nombre, le caractère, la mesure et les proportions réciproques de ses énergies élémentaires que nous trouverons le principe de son action thérapeutique et le secret de toutes ses vertus.

Les médecins, comme tous les hommes, sont généralement tentés de prendre le prix et la rareté des choses pour mesure de leur valeur ; on croit facilement aux vertus des plantes qu'il faut aller chercher au bout du monde ; on fait, au contraire, assez peu de cas de celles que nous avons sous la main et qui croissent dans nos contrées européennes. Il semble pourtant que la Providence n'a pas dû placer les maux si loin des remèdes, ni mettre entre eux la distance d'un pôle à l'autre. C'est à ce triste préjugé que nous devons, sans doute, d'avoir méconnu si longtemps la plus salubre de nos plantes indigènes. Les anciens, bien qu'ils fussent infiniment moins riches que nous en médicaments exotiques, n'ont pas été, sous ce rapport, moins aveugles que nous. Le docteur Cooke, il est vrai, rapporte un long passage de Pline, dans lequel un grand nombre de vertus médicamenteuses sont assignées à la Graine de Moutarde blanche ; mais on ne trouve rien de semblable dans les écrits des médecins romains ; il est donc à croire que le grand naturaliste prêcha dans le désert, ou ne put donner qu'un crédit temporaire à un médicament que l'intempérance et les vices de ses concitoyens leur rendaient pourtant si nécessaire.

D'un autre côté, n'est-il pas étrange que les médecins, qui attachèrent justement, dans tous les temps, un si haut prix aux plantes crucifères, n'aient pas plus tôt soupçonné les vertus thérapeutiques de la Moutarde blanche? Cullen lui-même, oubliant qu'elle appartient à cette salubre famille, n'a pas songé à ses propriétés dépuratives, qui priment pourtant de si haut celles qu'il a seules connues et préconisées.

La Graine de Moutarde blanche, considérée sous le rapport de ses propriétés physiologiques et thérapeutiques, est, à doses réfractées, laxative, et, à doses élevées, purgative ; comme toutes les crucifères, elle jouit de la vertu dépurative et montre, à cet égard, une énergie qu'on ne rencontre au même degré dans aucune autre espèce du genre. Elle est en outre apéritive et légèrement tonique. Ces propriétés multiples lui sont données dans une telle mesure, et se balancent dans de si heureuses proportions, qu'elle n'exerce jamais, dans aucun sens, qu'une action douce et bénigne, sans provoquer dans les organes aucune pénible secousse. Un sentiment de bien-être inaccoutumé, le retour de l'équilibre normal dans l'exercice de toutes les fonctions vitales, accusent seuls le passage du médicament dans l'organisme. La Graine de Moutarde agit comme ces amis qui semblent ne mettre aucun prix aux services qu'ils rendent, qui font le bien dans le silence, sans jamais le faire acheter. Elle convient à tous les tempéraments et à tous les âges; on l'administre avec une sécurité parfaite aux enfants au berceau, aux femmes les plus délicates et les plus susceptibles, aux vieillards débilités et épuisés; elle peut n'être pas indiquée, mais, dans ce cas même, elle n'a d'autre inconvénient que d'être inutile, sans être jamais nuisible.

Propriétés chimiques. — Toutes les propriétés que nous venons de reconnaître dans la Graine de Moutarde blanche sont du ressort de la clinique, se découvrent au lit du malade et se reproduisent invariables dans toutes les expériences. Adressons-nous maintenant à l'analyse chimique, qui nous fera connaître la composition intime ou élémentaire de la Graine. On sait qu'il existe deux espèces principales de Moutarde, la blanche et la noire. Un premier caractère différentiel, très-important, nous frappe d'abord dans l'analyse comparative des deux Graines : la noire contient une huile volatile, odorante et sapide, qui agit sur l'organe olfactif avec une extrême vivacité. Ce principe est absolument étranger à la blanche, qui n'en offre aucunes traces et qui n'en donne sous l'influence d'aucune réaction chimique. Une autre différence essentielle, entre les deux variétés de Moutarde, se tire de la présence dans la blanche et de l'absence dans la noire d'un principe élémentaire sulfureux, auquel les chimistes ont donné le nom de *sulfo-sinapisine*. Un principe âcre et fixe est commun aux deux Moutardes, mais il ne préexiste pas naturellement dans la Graine et ne se développe qu'au contact de l'eau, par les jeux de réaction des autres éléments divers. Quant aux autres principes élémentaires, communs ou spéciaux aux deux Graines, ils semblent être plus ou moins inertes et impropres à toute action thérapeutique. On voit, en somme, que l'analyse chimique ne révèle dans la Moutarde blanche aucun principe irritant qui puisse agir en sens inverse des propriétés médicamenteuses que l'expérience nous a dévoilés. Il serait téméraire d'assigner soit à la *sulfo-sinapisine,* soit au principe âcre et fixe, un rôle thérapeutique déterminé, sur la réalité duquel l'expérience ou le raisonnement ne nous ont rien appris ; mais on peut dire que la nature, en privant la Moutarde blanche d'huile volative, a mis le comble à ses faveurs, et semble avoir voulu conserver avec un soin jaloux l'innocuité parfaite et toute la douceur d'action de ses nombreuses vertus médicamenteuses. De là le rôle de remède interne, qui lui est naturellement propre et qu'elle remplit avec une mesure et une innocuité qui peuvent rassurer les esprits les plus timides ; de là aussi le rôle de remède externe ou de topique irritant, qui convient à la Moutarde noire, toujours abondamment pourvue d'huile essentielle.

Tant de riches présents, une si heureuse multiplicité de vertus n'ont point été vainement accordés à la Moutarde blanche ; la nature a visiblement destiné au soulagement de nos misères une plante qu'elle a faite simultanément apéritive, laxative, purgative, dépurative et tonique. On ne comprendrait pas que tant de vertus aient pu si longtemps se dérober aux regards de la science, si l'on ne savait d'ailleurs que les hommes passent souvent, pendant des siècles, à côté de la vérité sans la voir. On s'étonne quelquefois de n'avoir pas déjà découvert une vérité qu'on vient d'apprendre, tant la chose paraît simple et naturelle. Il en doit être assurément ainsi pour tous ceux à qui l'on dévoile les vertus médicamenteuses de la Moutarde blanche. Que de plantes, exotiques et indigènes, une seule de ces vertus n'a-t-elle pas rendues célèbres! Fallait-il parcourir toute la terre pour trouver des remèdes à nos maux, quand la Providence nous les donne avec une libéralité si bienfaisante, quand elle les fait croître sous nos latitudes dans des champs qu'elle a bénis?

___

LA GRAINE DE MOUTARDE BLANCHE N'EST POINT UNE PANACÉE, UN REMÈDE UNIVERSEL.

Sachons reconnaître les biens qui nous sont donnés, ne les exagérons pas! La renommée, qui transformait jadis des dieux en monstres, a toujours ses cent bouches qui parlent toutes à la fois. Ne lui livrons pas notre précieuse semence! Elle en ferait, elle en a fait déjà une graine à miracles, une panacée, un remède universel. On sait assez qu'il n'est aucune panacée véritable, aucun remède universel ou infaillible. Il suffit de protester contre une telle hérésie; il est inutile de la discuter. Laissons la chimère de l'absolu aux esprits hyperboliques qui exagèrent et perdent toutes les causes, qui se rencontrent dans toutes les opinions, sans compter dans aucune. Nous cherchons humblement et sincèrement la vérité; notre place est marquée entre les enthousiastes et les incrédules; la vérité se trouve ici, comme partout, entre les extrêmes.

___

ACTION THÉRAPEUTIQUE DE LA GRAINE DE MOUTARDE BLANCHE, APPLICATIONS.

L'analyse et la clinique nous ont ouvert la route que nous voulions suivre et vont continuer à éclairer notre marche.

Quand on réfléchit sur le nombre et le caractère des propriétés physiologiques de la Graine de Moutarde, une première
pensée s'offre naturellement à l'esprit : on comprend qu'un
tel médicament répond merveilleusement aux diverses indications qui se rencontrent dans le traitement préventif ou curatif des innombrables affections digestives. Arrêtons-nous un
instant sur cette pensée : nous n'avons fait qu'un pas, et déjà
nous avons le pressentiment d'une haute fortune thérapeutique ; nous entrevoyons un champ sans limites à l'action du
médicament, qui fait l'objet de notre étude, et nous inclinons
à croire à tous les prodiges que l'on en raconte. Qui ne sait
qu'un remède, indiqué dans les diverses affections de l'appareil digestif, trouve nécessairement des applications indéfi-
nies? Qui ne sait que, s'il n'est pas, il est bien près d'être un
remède universel? Pris sous une telle acception et sous la réserve des exceptions qui tiennent ici à la nature des choses,
le nom de remède universel n'a plus rien qui puisse effarou-
cher la science ni blesser le bon sens; nous pouvons légiti-
mement l'appliquer, dans ce sens, à la Graine de Moutarde
blanche.

L'appareil digestif peut être considéré comme le pivot fondamental et primitif de la vie organique. Le tube intestinal
est l'organe le premier formé dans l'évolution embryogénique ;
c'est en lui que la vie commence ; c'est de lui que tous les autres organes tirent, pour ainsi dire, leurs racines. On peut
dire du tube intestinal, avec plus de vérité qu'on ne l'a dit du
cœur : *Primum vivens, ultimum moriens.* L'appareil digestif est
l'instrument de la souffrance et du bien-être; dans sa partie
centrale ou épigastrique, réside le sens vital, le *sensorium com-
mune,* qui nous fait percevoir toute nuance d'émotion, qui
nous donne le contre-coup de toute passion. A ce double titre, l'appareil digestif entretient avec tous les autres appareils
vitaux les plus délicates et les plus étroites relations sympathiques. Il n'est pas un point vivant de l'organisme qui ne
soit en communion sympathique avec l'appareil digestif, qui
ne perçoive toutes ses émotions, qui ne ressente toutes ses
impressions, soit normales et naturelles, soit accidentelles et
morbides. Le célèbre *consensus* des organes, qui constitue

l'harmonique solidarité de toutes les fonctions et l'unité magique de la vie, prend, dans son mode physique ou organique, son point de départ dans le sens épigastrique, comme, dans son mode intellectuel et moral, il le prend dans l'encéphale.

Sur ces hauteurs de la science, on voit aisément des yeux de l'esprit l'ensemble d'actions et de réactions qui, dans l'ordre pathologique, comme dans l'ordre normal, constitue le jeu compliqué, mais harmonique, de toutes les fonctions vitales. On conçoit que l'appareil digestif doit infailliblement, s'il est troublé, porter la perturbation et le désordre dans une multitude d'autres organes. On conçoit, en outre, que l'influence doit être ici réciproque, c'est-à-dire que les maladies qui éclatent primitivement dans ces divers organes doivent instantanément retentir dans l'appareil digestif, qui ne peut manquer de réfléchir sympathiquement leurs troubles et leurs souffrances. L'appareil digestif est, en pathologie, ce qu'est en mécanique le fameux point d'appui d'Archimède; il sert de support ou d'assises fondamentales à toutes les actions morbides; tous les agents fonctionnels de la vie prennent de lui le mot d'ordre, si l'on peut ainsi s'exprimer; ils répètent instinctivement tous ses mouvements et reçoivent l'impulsion qui détermine tous leurs actes. L'appareil digestif remplit donc, dans la vie organique, le rôle qui appartient au grand ressort dans toutes nos machines; tout se trouble dans les rouages secondaires, quand le rouage principal s'arrête ou s'altère; tout rentre immédiatement dans l'ordre, dès qu'il retrouve ses forces et son action.

Mais pourquoi ce langage métaphorique? Qu'est-il besoin de figures pour rendre sensibles des vérités élémentaires et incontestées? Il n'est pas d'œil assez distrait pour ne pas voir l'évidence; tout le monde connaît l'harmonique et hiérarchique solidarité qui enchaîne toutes les fonctions vitales et qui les subordonne à la grande fonction digestive; tout le monde sait qu'il n'est pas un état morbide qui n'implique une influence exercée ou ressentie par l'appareil digestif, qu'il n'est pas un trouble, dont il ne soit le point de départ ou le terme, qu'il n'en est aucun qui puisse éclater à l'insu du suprême régulateur des sympathies pathologiques, de l'appareil prédominant, qui fait le calme ou la tempête dans tous les départements organiques.

On voit par ces simples réflexions combien doivent être nombreuses et diverses les applications thérapeutiques de la Graine de Moutarde blanche ; nous les signalons aux esprits chagrins que blessent toutes les réputations et qui les trouvent toujours trop grandes pour être légitimes. Nous avons droit de leur répondre que si nous avons obtenu la faveur publique, nous l'avons méritée par le nombre et l'importance de nos services. On a vu dans tous les temps un certain degré de popularité s'attacher aux médicaments propres à rétablir l'action digestive et à influencer favorablement les organes de cette fonction prépondérante. Faut-il s'en étonner? Est-il étrange d'aimer à se délivrer de maux qui en provoquent tant d'autres, d'accueillir avec intérêt un remède qui les conjure tous à la fois? Tel est le secret de la popularité universelle acquise par la Graine de Moutarde blanche! C'est à la toute-puissante action curative ou préventive qu'elle exerce contre des maux innombrables, qu'elle doit les succès et les triomphes qui l'ont élevée si haut dans l'estime et la reconnaissance des peuples,

Que dire de la prétentieuse sagesse des esprits étroits qui veulent bien accorder à la Graine de Moutarde le pouvoir d'améliorer ou de guérir les affections gastriques, mais qui s'arment de défiances ou d'incrédulité toutes les fois qu'on lui attribue la guérison de maladies différentes? Ils connaissent bien peu cet admirable remède ceux qui prétendent ainsi limiter ses vertus et mutiler son pouvoir! De ce qu'un remède est indiqué contre les affections gastriques, inférer qu'il ne l'est que contre elles et ne s'applique pas à d'autres, n'est-ce pas tomber dans la plus grossière des hérésies pathologiques? C'est la conséquence contraire qui serait ici légitime; tout agent thérapeutique, approprié aux affections de l'appareil digestif, ne peut pas ne pas l'être dans une multitude indéfinie d'autres maux. Il implique qu'une puissance agisse sur le grand ressort de l'organisme et reste sans effet sur ses ressorts secondaires.

Dans les maladies essentielles de l'appareil digestif, qui éclatent primitivement dans l'estomac, dans l'appareil biliaire, dans le tube intestinal, etc., etc., la Graine de Moutarde agit directement sur les organes mêmes auxquels on l'adresse; elle va, pour ainsi dire, droit au mal et lui oppose directement ses vertus thérapeutiques; elle opère la détente, le dégorgement, la révification des parties essentiellement et primitivement affectées. Le mal est, si l'on peut ainsi s'exprimer, saisi corps à corps; il est attaqué dans sa source ou dans son berceau; tous les troubles sympathiques ou symptomatiques qu'il avait provoqués s'apaisent comme tout effet s'évanouit quand sa cause n'est plus. L'ordre renaît dans l'organisme sous l'influence d'une action médicatrice qui fait disparaître la cause directe, la cause primitive du désordre.

Dans les affections dont le siége est ailleurs que dans l'appareil digestif, dans les maladies pectorales, céphaliques, musculaires, etc., etc., la Graine de Moutarde n'est ni moins active ni moins puissante, bien que son action soit indirecte; c'est dans un ordre inverse qu'elle atteint le mal; c'est par voie de dérivation ou de révulsion qu'elle agit. L'excitation directement portée sur la muqueuse gastro-intestinale, le mouvement fluxionnaire, les hypersécrétions et les évacuations qui en sont l'effet, déplacent ou amortissent les stimulations lointaines, et deviennent action curative au profit des organes qui les subissaient. Ici le remède n'a qu'une prise indirecte et médiate sur le mal; il ne l'atteint que par une attaque détournée. L'ordre renaît sous l'influence d'une série d'actions et de réactions révulsives ou dérivatives, provoquées dans l'appareil digestif, dont les troubles n'étaient que secondaires ou symptomatiques.

Il en est des maladies comme des villes assiégées, qui peuvent être diversement attaquées et ne s'emportent pas d'une manière uniforme; on peut diriger contre elles une attaque de front; on peut aussi les réduire par des moyens indirects et détournés. Il est aisé de voir que ceux qui prétendaient circonscrire aux affections gastriques la compétence légitime de la Graine de Moutarde, prenaient le cercle étroit de leurs préjugés pour l'horizon thérapeutique du remède. Un simple appel à la science de la vie suffit pour revendiquer au profit d'un nombre illimité de malades une puissance et des vertus tant de fois éprouvées. Sans doute, la Graine de Moutarde est naturellement et spécialement indiquée dans les maladies essentielles de l'appareil digestif, mais elle l'est également dans la plupart des autres et peut, dans toutes, rendre les plus signalés services. Il n'est pas toujours facile, dans les affections qui provoquent de nombreuses perturbations organiques, de reconnaître le siége primitif, le véritable point de départ du mal; il est des erreurs diagnostiques qui peuvent se traduire en arrêts de mort pour les malades et peser douloureusement sur la conscience des médecins; mais heureusement nous ne marchons pas ici sur ce terrain brûlant; notre douce et bienfaisante Graine n'est jamais une arme meurtrière, même dans des mains inhabiles ou inexpérimentées. On peut donner à son mal un faux siége et un faux nom ; on peut placer dans l'appareil digestif le siége d'une maladie, qui a primitivement éclaté dans d'autres organes, ou bien commettre la méprise inverse : la Graine de Moutarde, indiquée dans les deux cas, ne peut nuire dans aucun.

Mais nous n'avons examiné jusqu'à ce moment, dans la Graine de Moutarde, que le remède qui s'adresse directement aux maladies de l'appareil digestif et indirectement à d'autres affections; nous n'avons parlé que de ses vertus apéritives, laxatives, purgatives et toniques. Le nombre, pour ainsi dire, illimité d'applications que l'on en peut faire, sous ce rapport, peut déjà causer quelque surprise; nous ne nous sommes pourtant occupés que des moindres vertus de la Graine de Moutarde; il en est une autre qui prime de bien haut les premières, et dont nous n'avons encore rien dit ; nous voulons parler de la vertu dépurative. C'est au dépuratif, ce n'est pas à l'apéritif, au laxatif, etc., etc., que sont dus les plus éclatants, sinon les plus nombreux services qui honorent l'émouvante légende de nos cures; c'est le dépuratif qui a sauvé tant de malheureux malades que la science officielle, armée de toutes ses puissances, avait dû condamner et abandonner. C'est la vertu secrète, inhérente à la bienfaisante semence, qui a guéri tant de cacochymies, de cachexies, de maladies

constitutionnelles caractérisées par un vice morbide inconnu ;
qui a fait, en un mot, tant d'apparents miracles.

Voulez-vous vous donner un spectacle navrant, qui se
termine par un touchant triomphe? Venez voir des malheureux atteints de ces maux désolants! Venez au chevet de ces
spectres vivants! Ils sentent circuler dans leurs veines un
vice dévorant, qui dénature leur sang, qui souille toutes
leurs humeurs; l'organisme se dégrade pièce à pièce; de
hideuses éruptions défigurent le corps et le visage; le poison
mortel qui mine sourdement la fibre, transforme en instruments de destruction tous les organes conservateurs de la
vie. La science, au désespoir, ne sait plus quelles armes employer contre un ennemi qu'elle ne peut atteindre, qu'elle ne
connaît pas ; la mort n'est pas loin ; elle attend sa victime, qui ne
saurait lui échapper. A ce moment suprême, une main, heureusement inspirée, administre la Graine de Moutarde au mo-
ribond, qui s'abîme dans son désespoir. Oh! prodige! le bienfaisant, l'héroïque remède agit heureusement sur les organes
digestifs; il pénètre le sang et les humeurs; il neutralise le
poison qui les viciait; bientôt la fibre assainie recouvre sa
vitalité, sa vigueur; tout change, tout se répare, tout se ré-
vivifie dans l'organisme; la mort recule et abandonne sa proie
qui lui échappe.

Le tableau qui précède n'a rien de fantastique et n'est point
une fiction. Ils avaient un pied dans la tombe, les premiers
apôtres du puissant remède; c'est dans les bras de la mort
qu'ils ont trouvé les titres de leur mission. Ce sont des malheureux, tristement réduits à compter leurs derniers jours,
qui ont fait la fortune du remède qui les a sauvés. Le docteur
Cooke, M. Turner, M. Didier ont été prophètes dans leur
pays. Veut-on savoir pourquoi ils ont fait mentir le proverbe,
pourquoi ils ont eu pour prosélytes des peuples entiers? La
raison en est simple : le miracle qui fit leur salut n'a cessé de
se reproduire sous leur main et d'imposer la foi aux incrédules ; on ne doute pas longtemps de ce qui se voit chaque jour.

ADOPTION DE LA GRAINE DE MOUTARDE BLANCHE PAR LA SCIENCE OFFICIELLE.

Un des plus grands obstacles à l'adoption du nouveau remède, tenait à sa simplicité même; on hésitait à croire qu'une
humble et vulgaire semence indigène pût receler tant de puissance et tant de vertus. La science tient généralement pour
suspects tous les remèdes populaires; elle aime à les livrer à
l'épreuve du temps, et n'accorde sa sanction qu'à ceux qui
en sortent avec honneur. Gardons-nous d'accuser une prudence qui n'est que trop justifiée par les égarements et la
triste démence des victimes du charlatanisme. Le temps ne
fait justice que du mensonge et de l'erreur; la vérité ne redoute pas ses arrêts. La Graine de Moutarde blanche a triomphé de l'épreuve du temps, comme de tant d'autres. Aujourd'hui la lumière est faite, pour les savants comme pour les
ignorants. Le langage qui se tient dans les réunions populaires se répète dans les écoles et se retrouve dans les livres et
les journaux.

Écoutons deux hommes, dont on ne récusera ni l'autorité,
ni le savoir, ni la probité scientifique. Voici comment s'expriment MM. Trousseau et Pidoux, professeurs à la Faculté
de médecine, dans leur savant Traité de thérapeutique et de
matière médicale, ouvrage qui fait justement autorité parmi
nous : « Des expériences personnelles ne nous permettent pas
« de douter que l'action dépurative de la Graine de Moutarde
« blanche ne soit très-puissante ; des maladies cutanées, des
« rhumatismes chroniques, que rien ne pouvait amender, ont
« été guéris en l'employant. Les purgatifs drastiques, quoique
« stimulant bien plus vivement les intestins, ne guérissent pas
« aussi sûrement les dartres et les rhumatismes. Nous appe
« lons l'attention des praticiens sur ce moyen encore trop peu
« connu, et à cause de cela trop peu apprécié. »

Cet appel a été entendu. Nous pourrions citer un grand
nombre de médecins, qui prescrivent habituellement la
Graine de Moutarde blanche à leurs malades, et qui, au besoin, en font usage pour eux-mêmes.

M. le docteur Jules Massé a été l'ami et, pendant quinze

ans, le secrétaire intime du célèbre professeur Récamier.
On ne peut pas sortir d'une plus grande école ; M. le
docteur J. Massé peut, à juste titre, s'honorer d'avoir
puisé la science médicale à ses sources les plus pures et les
plus élevées ; mais on sait qu'il est naturel, dans ces hautes
régions scientifiques, de prendre des habitudes de défiance et
d'incrédulité à l'endroit des remèdes populaires. Aussi, M. le
docteur J. Massé convient-il franchement qu'il a longtemps
professé le doute à l'égard des vertus thérapeutiques de la
Graine de Moutarde blanche ; l'imposante autorité de MM. les
docteurs Trousseau et Pidoux ne l'avait pu même convertir ;
mais aujourd'hui, la question est tout autre pour lui ; un
nouveau maître a parlé ; ce maître, à la voix duquel un esprit
droit ne résiste pas, c'est l'expérience ! M. le docteur J. Massé
a vu céder à l'administration de la Graine de Moutarde des
maladies invétérées qui avaient résisté aux plus énergiques
et aux plus célèbres remèdes. Ces guérisons inattendues ont
singulièrement frappé son esprit, et lui ont fait immédiatement
prendre la résolution d'étudier sévèrement et consciencieuse-
ment les propriétés thérapeutiques de ce médicament. Il a
donc prescrit la Graine de Moutarde blanche à un très-grand
nombre de ses clients, atteints de maladies variées et placés
dans les conditions les plus diverses ; les résultats ont été
tellement satisfaisants que M. le docteur J. Massé a cru devoir
nous les signaler dans une lettre dont il a bien voulu nous
honorer. Il nous dit, en termes formels : « Les préventions et
« la défiance que m'inspirait la Graine de Moutarde, n'ont pas
« tenu contre les faits dont j'ai été témoin et devant lesquels
« j'ai dû m'incliner. » En présence des faits nombreux et
concordants, qui témoignent, avec une éloquence éminemment démonstrative, des vertus curatives et dépuratives de
la Graine de Moutarde blanche, M. le docteur J. Massé n'hésite
pas à renoncer à ses doutes passés et à joindre son témoi-
gnage à celui de MM. les docteurs Trousseau et Pidoux.

On lit dans le *Moniteur des Hôpitaux* du 24 mai 1859, un
article intéressant de M. le Dr J. Toutain, de la Faculté de
médecine de Paris, qui nous apporte le concours supplémen-

taire de trois médecins distingués, et nous permet de compter au nombre des partisans édifiés de la Graine de Moutarde blanche, M. le Dʳ Cullérier, médecin de l'hôpital de Lour-
cine ; M. le Dʳ de Castelnau, rédacteur en chef du *Moniteur
des Hôpitaux,* et l'auteur même de l'article précité, dont nous
allons dire quelques mots.

Il y a sept à huit ans, M. le Dʳ Toutain n'avait encore aucune opinion bien arrêtée sur la valeur thérapeutique de la
Graine de Moutarde ; l'imposante autorité de Messieurs les
Dʳˢ Trousseau et Pidoux n'avait point encore ébranlé ses
doutes, quand il eut l'occasion d'entendre M. le Dʳ Cullérier
raconter, dans ses conférences cliniques, l'histoire d'un de
ses clients, qu'une longue maladie avait épuisé, que des traitements sans nombre avaient inutilement fatigué, et qui dut
un prompt rétablissement à l'usage de la Graine de Moutarde
blanche. Ces paroles encourageantes d'un juge aussi pru-
dent qu'éclairé décidèrent M. le Dʳ Toutain à prescrire la
Graine de Moutarde à un de ses malades, dont suit l'histoire :

« M. X..., âgé de quarante-huit ans, avait eu, de vingt à
« trente ans, plusieurs affections vénériennes, dont il avait
« été parfaitement guéri, et qui n'avaient laissé aucun symp-
« tôme apparent. Sauf ces accidents, il avait joui jusqu'à
« quarante ans d'une bonne santé. A cette époque, il com-
« mença à éprouver des douleurs vagues dans diverses ré-
« gions, et notamment dans les articulations ; ces douleurs
« s'accompagnèrent de lassitude, de faiblesse, de langueur,
« d'inappétence, souvent de dégoût pour les aliments, d'une
« constipation habituelle et plus tard de flux hémorrhoï-
« daires.

« Malgré des traitements divers, dont l'iodure de potas-
« sium, les bains sulfureux, puis les eaux sulfureuses natu-
« relles, plus tard les purgatifs et les ferrugineux consti-
« tuèrent les principales bases, la maladie de M. X.... ne
« cessa de s'aggraver ; les douleurs devinrent souvent assez
« vives pour empêcher tout mouvement pendant des se-
« maines entières. Son appétit se perdit presque entièrement ;
« quelques potages, quelques légumes verts et un peu de

« viande blanche composaient toute sa nourriture. Un amai-
« grissement considérable se manifesta, accompagné d'une
« teinte bistrée de la peau ; la prostration était extrême, et
« même, quand les douleurs ne sévissaient pas, M. X......
« pouvait à peine marcher pendant dix minutes sans être
« forcé de s'arrêter.

« C'est dans ces conditions que je prescrivis la Graine de
« Moutarde blanche, à la dose de 20 à 25 grammes, le matin
« à jeun, dans un verre d'eau. Le premier effet de cette mé-
« dication fut de déterminer une à deux selles faciles dans
« la matinée et d'exciter un peu d'appétit. Les forces sui-
« virent bientôt, suffisantes pour permettre un exercice mo-
« déré d'abord, puis assez considérable. Peu à peu les selles
« se rétablirent d'une manière régulière ; les flux hémor-
« roïdaires devinrent rares et peu abondants ; le teint reprit
« sa nuance normale ; les douleurs disparurent presque com-
« plétement, et, au bout de dix mois, M. X... était revenu à
« une santé aussi bonne qu'il l'eût jamais eue, à l'exception
« de quelques rares et légères douleurs, qu'il continuait à
« éprouver dans divers points du système musculaire. »

Ce premier et remarquable succès servit de prélude à plusieurs autres, et engagea M. le Dr Toutain à recommander la
Graine de Moutarde à un grand nombre de ses clients ; quelques-uns de ces succès furent obtenus sur des malades atteints de diverses éruptions cutanées très-rebelles, affections
qui, comme on le sait, coïncident très-souvent avec les douleurs rhumatismales, et qui ont probablement avec le rhumatisme et la goutte des liens plus intimes que ceux d'une
simple coïncidence. Plusieurs de ces malades avaient été
atteints de maladies spécifiques, dont les traces caractéris-
tiques avaient disparu sous l'influence de traitements appro-
priés, non toutefois sans laisser à leur suite un état de
malaise général, une teinte terne de la peau, une faiblesse,
qui constituaient une véritable cachexie. Ces désordres ces-
sèrent, comme tous les autres, à mesure que se rétablirent,
sous l'influence de la Graine de Moutarde, les fonctions gastro-intestinales.

Instruit par l'expérience des autres, comme par la sienne

M. le Dr Toutain ne peut plus douter et ne doute plus des éminentes vertus thérapeutiques de la Graine de Moutarde blanche ; il se demande seulement comment il est possible de s'en rendre compte, et hasarde diverses explications, qui répondent assez bien aux exigences du problème et qui nous semblent propres à séduire beaucoup d'esprits. La Graine de Moutarde est apéritive, laxative, légèrement stimulante ou plutôt tonique : à ces titres divers, elle excite l'appétit, tient le ventre libre et provoque un état d'orgasme, un mouvement fluxionnaire et secrétoire, continu sur toute la muqueuse gastro-intestinale. Ces effets multiples représentent-ils toutes les vertus de la Graine ? Non, car s'il en était ainsi on ne voit pas pourquoi il ne serait pas possible de la suppléer, ou même la remplacer avec avantage, par d'autres laxatifs, notamment par des purgatifs et des drastiques, qui remplissent avec une tout autre énergie les indications ci-dessus énumérées. Or, on ne peut y songer en présence des faits nombreux qui nous montrent l'impuissance de tous ces agents thérapeutiques, chez les dartreux, les rhumatisants et tant d'autres malades qui trouvent enfin dans la Graine de Moutarde une guérison longtemps et vainement cherchée. On est donc forcé de conclure à une action dépurative ou spécifique qui a pour effet de neutraliser ou d'éliminer des principes morbides innés ou introduits dans l'organisme. Maintenant, quel peut être le mode ou le mécanisme thérapeutique d'une telle épuration ? Quels sont les éléments neutralisateurs ou éliminateurs ? Les chimistes ont signalé dans la Graine de Moutarde un principe sulfureux qu'ils ont nommé *sulfo-sinapisine*, en même temps qu'un principe âcre et fixe qui ne préexiste pas naturellement, mais qui se développe au contact de l'eau, sous l'influence de divers jeux de réaction chimique. Ces principes, dégagés et mis à nu, s'introduisent-ils, à travers les routes de l'absorption, dans le sang et les humeurs ? Vont-ils directement saisir et annihiler, dans les profondeurs de l'organisme, les poisons morbides qui constituent l'essence des maladies spécifiques ? Un fait clinique, un simple fait d'observation semble invinciblement contredire cette hypothétique interprétation : on sait, en effet, que la Graine de

Moutarde s'administre dans son état naturel, s'avale sans se briser sous la dent, et traverse, sans décomposition, sans désagrégation manifeste, toute la longueur du tube intestinal; il n'est donc pas permis d'admettre, soit le dégagement de la *sulfo-sinapisine*, soit celui de tout autre principe inhérent à la texture de la Graine. Faut-il croire qu'il s'opère au passage des Graines agglomérées une sorte de propulsion mécanique, un véritable balayage, qui entraîne les impuretés éparses ou accumulées sur les parois intestinales? M. le Dr Toutain recule, avec raison, en présence d'une explication que réprouvent à la fois la science et le sens commun.

Quelle que soit l'insuffisance de ces explications qu'agite notre curiosité, un fait capital reste acquis à la science et place au-dessus de toute atteinte la vertu spécifiquement curative de la Graine de Moutarde, dans des maladies qui opposent aux plus énergiques agents de la thérapeutique une longue et invincible résistance. M. le Dr Toutain ne croit pas qu'un tel privilége puisse être l'effet exclusif du mouvement dérivatif ou révulsif qui s'opère, au contact du médicament, dans toute l'étendue des voies gastro-intestinales; il admet une action spécialement dépurative, à laquelle toutes les autre vertus de la graine apportent sans doute un utile concours, sans servir toutefois autrement qu'à titre de puissances adjuvantes ou accessoires. Quant à l'action dépurative considérée en elle-même, M. le Dr Toutain, répudiant toute résurrection de l'humorisme ou de l'intro-mécanique, trouve, dans des résultats modernes de physiologie expérimentale, une interprétation qui ne blesse aucun principe et qui concorde avec les doctrines aujourd'hui prédominantes du solidisme et du nervosisme. Il admet une action spécifique exercée par la Graine de Moutarde sur les entrelacements nerveux qui s'épanouissent à la surface interne de la muqueuse gastro-intestinale; cette action, s'irradiant dans toutes les directions, retentit dans tous les systèmes nerveux spéciaux, qui président aux sécrétions et en général à toutes les élaborations vitales; de là une modification dans toutes les compositions et décompositions de fluides; de là, par conséquent, une rénovation corrélative dans tous les produits de sécrétion et d'excrétion, comme

dans tous les actes de la chimie vivante ou de la vie nutritive.
On sait aujourd'hui que tous ces phénomènes sont directement placés sous l'influence de la puissance nerveuse; on
sait, par exemple, qu'il suffit de faire éprouver telle ou telle
altération à un nerf ou à un système de nerfs, pour introduire
dans le sang des parties auxquelles il se distribue, des modi-
fications considérables et quelquefois presque instantanées.
Nous ignorons jusqu'à quel point ces curieuses données physiologiques peuvent éclaircir le problème que nous offre l'action curative et dépurative de la Graine de Moutarde blanche;
tout ce que nous pouvons dire, c'est que si les choses ne se
passent pas, la physiologie nous autorise à croire qu'elles
peuvent très-bien se passer comme nous le dit M. le Dr Toutain. Quoi qu'il en soit, n'oublions pas qu'en matière de maladies et de remèdes, les faits priment de bien haut les explications; ne perdons pas de vue que, si nous ne savons pas
encore bien expliquer l'action thérapeutique de la Graine de
Moutarde, nous ne pouvons au moins méconnaître ni la réalité, ni l'importance des services qu'elle rend aux malades.

On lit dans le *Journal des Débats* du 26 février 1859 :

Le vrai peut quelquefois n'être pas vraisemblable.

Il y a deux siècles qu'un poëte célèbre nous l'a dit. Il
n'est point vraisemblable, assurément, qu'il n'y ait plus
aujourd'hui qu'un nombre fort limité de maladies dont on
ne puisse se délivrer. Rien n'est plus vrai cependant. Nous
entendons murmurer les incrédules : « Quel est donc, de-
mandent-ils, le moyen d'opérer un tel miracle? » — « Sans
doute, si ce moyen existe, il le faut aller chercher bien loin;
il faut peut-être traverser les déserts et les mers; il faut
creuser profondément le sol; tourmenter péniblement la
nature! » Que l'on se rassure, il n'est nullement besoin de
se donner tant de peines : il suffit de connaître et de savoir
choisir une humble plante qui croît, pour notre salut, dans
des lieux que le ciel semble avoir visités. La Fable nous ap-
prend que l'espérance resta seule au fond de la boîte de
Pandore, le jour où tous les maux en sortirent. La Fable
nous a trompés. Nous avons mieux que l'espérance, nous

avons dans le sein bienfaisant d'une plante indigène de pré-
cieuses semences propres à conjurer les maux déchaînés sur
nous.

Hâtons-nous de nous expliquer, car nos paroles sont sé-
rieuses. Il ne s'agit point ici d'un vain amusement; il s'agit
moins encore d'un artifice de charlatanisme. Nous n'ignorons pas qu'il est ordinaire de plaisanter sur le plus triste
sujet du monde et de rire de nos misères; nous savons de
plus que, dans notre siècle de progrès, il n'est aucun art
qui se soit autant perfectionné que l'art de tromper les
hommes. Une chose étrange que tout le monde fait, que
personne ne conçoit, ne cesse de nous étonner, c'est de voir
les malades se confier avec un aveuglement insensé à des
charlatans dont ils se moqueraient s'il s'agissait de la plus
mince affaire. On se livre bien difficilement à un médecin
qui est vraiment habile et savant, mais on croit toujours au
premier venu qui se vante de l'être et qui le dit le même
jour à tout le monde dans un journal. Un remède est sûr; il
est infaillible dès qu'on en voit le nom imprimé en grosses
lettres dans la feuille du jour.

Heureusement la publicité, comme la lance d'Achille,
guérit les blessures qu'elle fait et se peut comparer à un
champ dans lequel le voisinage de l'ivraie n'étouffe pas le
bon grain. Le mensonge peut bien trouver dans les colonnes
de la presse des échos qui le propagent; mais ces échos ne
tardent pas à mourir; on n'entend jamais retentir longtemps
que ceux qui répètent la vérité. Quant à nous, c'est le front
haut que nous descendons dans cette arène, sans crainte de
tomber dans le piége de notre propre critique. Missionnaires
d'une vérité qui, depuis trente ans, retentit à toutes les
oreilles, nous marchons sous l'égide de l'expérience et du
temps; nous n'avons point à invoquer les tristes habiletés
qui consistent à éblouir les imaginations par de pompeuses
hypothèses ou par des allégations suspectes.

Un fameux médecin anglais du siècle dernier, le docteur
Cullen, avait vanté, comme laxative ou minorative, la Graine
de Moutarde blanche; mais il ne fit qu'entrevoir des vertus
qui devaient valoir à ce médicament une si haute fortune. Ce
ne fut qu'en 1832 qu'il fut réellement connu et approuvé en

Angleterre. Un homme du monde et un médecin, M. Turner, et le docteur Cooke, préconisèrent avec l'enthousiaste émulation de la reconnaissance les vertus médicinales de la Graine de Moutarde blanche. Le premier lui devait une guérison merveilleuse et une vigueur de santé inaccoutumée ; le second, que la bienfaisante Graine avait délivré d'une maladie réputée incurable, lui prodigua les noms de *remède béni*, *de magnifique présent du ciel*. Favorisés par des succès redoublés, par une multiplicité toujours croissante de cures héroïques, les deux initiateurs ne tardèrent pas à voir la Graine de Moutarde blanche acquérir, en Angleterre, une faveur et une popularité qui n'ont cessé de s'accroître jusqu'à nos jours.

En France, dans l'année 1827, M. Didier allait mourir ; sa maladie durait depuis sept ans et touchait à l'agonie ; les plus fameux médecins de Paris l'avaient condamné et abandonné. Dans cet état désespéré, il entendit parler des prodiges opérés en Angleterre par la Graine de Moutarde blanche ; il en prit et fut promptement rétabli, on pourrait dire ressuscité. Le merveilleux remède eut dès lors en France un propagateur aussi enthousiaste et aussi reconnaissant que l'avaient été en Angleterre le docteur Cooke et M. Turner. La Graine de Moutarde blanche devint promptement célèbre et populaire chez nous par les mêmes causes, les mêmes succès, la même multiplicité de cures éclatantes et inespérées qui avaient fait sa fortune chez nos voisins.

Une expérience de trente années, confirmant l'expérience plus longue faite en Angleterre et aux États-Unis d'Amérique ; des vertus incomparables éprouvées dans des maladies de tout genre, de toute espèce, de toute gravité ; des succès qui se comptent par millions, ou plutôt qui ne se comptent plus ; des cures qui ressemblent à des résurrections ou à des miracles ; des *ex voto* consignés par des malades de tout âge, de tout sexe, de toute condition, de toute autorité, de toute profession ; une popularité constatée par une pratique universelle et sanctionnée par la science officielle chez les trois peuples les plus éclairés de la terre ; tant de *titres*, tant de services, tant de prodiges ont placé la Graine de Moutarde blanche à une hauteur qui défie toute objec-

tion, qui décourage toute critique, toute dispute, toute dénégation.

Que si l'on s'étonnait d'une aussi éclatante fortune acquise
par une humble plante si longtemps obscure, il ne serait
peut-être point difficile d'éclaircir cet apparent mystère, e
de montrer que cette fortune est légitime et méritée. C'est
dans l'analyse physiologique et chimique de la Graine de
Moutarde blanche, c'est dans le nombre, le caractère, la
mesure et la proportion relative de ses énergies élémentaires, que nous trouverions le principe de son action thérapeutique et le secret de toutes ses vertus comme celui de
tous ses succès.

La Graine de Moutarde blanche appartient à la salubre
famille des crucifères. A ce titre, elle est dépurative et jouit
de la propriété de purifier le sang, d'assainir toutes les humeurs, de réparer l'organisme tout entier. La Graine de
Moutarde est, en outre, apéritive, laxative, légèrement purgative. Ces propriétés lui sont données dans une telle mesure, qu'elle purge avec douceur, sans jamais provoquer ni
coliques ni accident d'aucune sorte : on l'administre avec
une sécurité parfaite aux personnes les plus délicates et les
plus irritables, aux femmes, aux enfants, aux vieillards les
plus épuisés. La légère secousse qu'elle imprime à l'appareil
gastro-intestinal, bien loin de laisser dans aucun organe du
relàchement et de la faiblesse, semble y déposer un principe
de force et une vitalité qui accusent une légère propriété
tonique.

Il est facile de concevoir qu'une semence comblée de
tant de riches présents, animée par une combinaison d'é-
nergies naturelles qui la rendent simultanément apéritive,
laxative, purgative, dépurative et tonique ; il est sensible,
disons-nous, qu'une telle semence ne pouvait rester inactive,
et qu'elle devait exercer sur le plus grand nombre des maux
qui nous affligent une influence favorable et diversifiée. On
pouvait aisément prévoir son énergique efficacité contre les
affections et les troubles divers des organes digestifs ; or,
qui ne sait que ces organes, qui sont comme le pivot principal de la vie organique, semblent être en même temps les
instruments prédominants de la souffrance et du bien-être?

Qui ne sait qu'ils entretiennent avec tous les appareils de la vie les plus délicates relations sympathiques et la plus étroite solidarité ?

Un remède efficace contre les innombrables maladies des organes digestifs est bien près d'être un remède universel. Telle, sous la réserve des exceptions qui tiennent ici à la nature des choses, se montre la Graine de Moutarde blanche. Mais il faut se garder, toutefois, d'imputer à des vertus occultes ou mystiques d'un ordre inconnu, l'étonnante diversité des services que nous rend ce médicament ; tout s'explique, tout est ici l'effet naturel de propriétés manifestes et connues. Dans les cures les plus inattendues, les plus héroïques, on ne trouve jamais qu'une succession logique de phénomènes physiologiques ou thérapeutiques qui légitiment l'admiration et la confiance sans fournir aucun argument à la superstition.

On voit que la Graine de Moutarde blanche n'a rien de commun avec ces prétendus spécifiques, ces arcanes mystérieux dont s'entêtent si souvent les foules ignorantes, et dont les problématiques vertus, contestées par la science officielle, ne reposent que sur de mensongères légendes. La Graine de Moutarde blanche est un remède classique, éminemment rationnel, qui mérite à tous égards d'occuper dans l'arsenal thérapeutique une place d'honneur, sans avoir à redouter aucunes censures médicales. Il est vrai que les médecins se contentent d'honorer ses vertus sans aller, comme le public, jusqu'à l'apothéose ; mais on peut comparer la réserve de ceux qui mesurent leurs éloges au doute philosophique, qui conduit bientôt à la persuasion.

Dans la cinquième édition de leur *Traité de thérapeutique et de matière médicale*, ouvrage qui fait justement autorité parmi nous, MM. les docteurs Trousseau et Pidoux reconnaissent hautement et implicitement les merveilleuses propriétés de la Graine de Moutarde blanche ; ils nous apprennent qu'ils ont vu céder à l'emploi de ce médicament des maladies invétérées qui avaient résisté à tous les autres agents connus de la thérapeutique ; ils déplorent qu'il soit encore trop peu apprécié chez nous par la science officielle, et le recommandent vivement à tous leurs confrères. Nous craignons peu de nous égarer en marchant sur les traces de ces savants médecins, et nous pensons avec eux, que si la science a pour mission d'éclairer les hommes, elle a pour devoir de ne pas fermer les yeux aux vérités que la foule aperçoit avant elle.

Les cas dans lesquels il convient d'administrer la Graine de Moutarde sont pour ainsi dire illimités. On conçoit qu'elle est spécialement indiquée dans les affections et les troubles divers des organes digestifs, dans les maladies inflammatoires, nerveuses ou anormales de l'estomac, des intestins de l'appareil biliaire. Dans toutes les formes de ces lésions gastriques, ce sont les vertus apéritive, laxative, purgative et tonique qui trouvent une application rationnelle et favorable. Ici l'action du remède est directe; il provoque la déplétion, la détente, la réparation des organes mêmes auxquels on l'adresse. Dans les lésions utérines, rénales ou vésicales, etc. ; dans celles des organes pectoraux ou céphaliques, l'efficacité de la Graine de Moutarde blanche n'est ni moins sûre ni moins prompte, bien que son action soit indirecte; c'est par voie de dérivation ou de révulsion qu'elle agit; l'excitation portée directement sur l'estomac, sur les intestins, sur les voies biliaires, les hypersécrétions et les évacuations qui en sont l'effet, deviennent action curative au profit des organes souffrants de la poitrine, de la tête, etc., etc.

Dans les affections constitutionnelles caractérisées par un vice du sang ou des humeurs, dans les cachexies congénitales ou acquises, dans toutes les formes des maladies éruptives, dans les perturbations indéterminées anormales de l'organisme, toutes les propriétés de la Moutarde blanche s'utilisent à la fois; l'excitation, la turgescence et le mouvement convulsionnaire des muqueuses gastro-intestinales agissent comme moyens perturbateurs et révulsifs, tandis que la vertu dépurative du médicament éteint la maladie primitive dans les vices morbides, qui en constituent le caractère fondamental ou l'essence.

Nous ne faisons qu'indiquer ici les cas les plus généraux qui réclament l'emploi de la Graine de Moutarde blanche; mais, pour n'omettre aucune de ses applications utiles, il faudrait en quelque sorte énumérer, sous la réserve de quelques rares exclusions, toutes les affections signalées dans nos cadres nosologiques.

Nous avons, sous ce rapport, un exemple utile à prendre dans les mœurs anglaises et américaines. Les peuples anglo-saxons, plus attentifs que nous à surveiller leur santé, font un usage continuel de la Graine de Moutarde blanche ; ils s'en servent comme d'une sorte de soupape de sûreté sanitaire, propre à conjurer tous les troubles éphémères ou durables de l'organisme ; ils la considèrent comme un ami domestique, ou plutôt comme un talisman familier, sur lequel ils comptent dans toute occasion : ils disent qu'elle délivre des petites indispositions et préserve en même temps des grandes. On ne peut se préparer ni regrets ni remords par l'abus même d'un médicament dont le caractère principal est d'être toujours parfaitement inoffensif, qui n'a jamais fait de mal à aucun malade, et qui n'a, dans le cas même où il n'est pas indiqué, d'autre inconvénient que d'être inutile. On est persuadé, en Angleterre, que c'est à l'emploi, devenu populaire et universel, de la Graine de Moutarde blanche, que l'on doit la diminution des cas de consomption pulmonaire, et l'allongement de la durée moyenne de la vie.

Quoi qu'il en soit, il est aujourd'hui parfaitement démontré que la Graine de Moutarde blanche a conquis un rang, une faveur qui ne sauraient lui être disputés par aucun agent thérapeutique. Il n'est peut-être aucune maladie, grave ou légère, que ce simple remède n'ait combattue avec succès ; il en est un grand nombre dont il a triomphé dans des conditions qui laissaient à peine une ombre d'espoir à la science, et qui avaient motivé la condamnation et l'abandon des malades. Il serait puéril, il serait insensé de contester une vérité proclamée par la bouche des trois peuples les plus civilisés du monde.

Le Dr BELLANGER.

MONSIEUR DIDIER,

J'ai pour habitude, en matière de maladies et de remèdes, de n'accueillir qu'avec défiance et sous bénéfice d'examen, les arrêts de l'opinion publique ; vous ne serez donc pas surpris d'apprendre que, pendant plusieurs années, je n'ai prêté qu'une oreille assez distraite à tout le bruit qui se fait dans le monde au sujet de la Graine de Moutarde blanche. Mais si j'ai cru pouvoir rester indifférent aux témoignages réitérés de l'admiration et de la reconnaissance des malades, je me suis fait un devoir de cesser de l'être, quand j'ai reconnu, dans le bruyant concert des éloges que l'on prodigue partout à ce médicament, la voix de quelques-uns de mes savants confrères. A partir de ce moment, j'ai pris la résolution de faire appel à l'expérience et de prescrire la Graine de Moutarde blanche toutes les fois que je trouverais une occasion de le faire. J'ai soumis à ce mode de traitement un très-grand nombre de malades. Les succès que j'ai obtenus, principalement chez les dartreux et les rhumatisans, ainsi que dans les affections des voies digestives et intestinables, ont dépassé toutes mes prévisions ; quelques-unes de ces cures m'ont causé d'autant plus de satisfaction et de surprise, que les personnes qui en ont éprouvé le bienfait, avaient vainement eu recours aux plus énergiques agents de la thérapeutique officielle, et semblaient être incurables.

Je me range donc à l'avis des honorables confrères dont j'ai suivi l'exemple, et j'engage fortement ceux qui doutent encore des puissantes vertus de la Graine de Moutarde blanche, à déposer leurs préventions dans le creuset qui a fait justice des miennes.

CHARTROULE,
Docteur de la Faculté de Paris,
42, r. Paradis-Poissonnière.

M. *Didier, à Paris.*

J'ai souvent prescrit la Graine de Moutarde blanche à des malades atteints d'affections gastriques intestinales, hépatiques, à des personnes digérant péniblement, à des hémorrhoïdaires, et j'ai reconnu, comme plusieurs de mes savants confrères, la haute valeur et les éminentes vertus curatives de ce remède populaire. Je n'ai pas eu moins souvent à me féliciter de ses heureux effets dans les maladies de la peau, les éruptions, les dartres, chez les rhumatisans, les goutteux, dans les affections constitutionnelles déterminées ou anormales, ainsi que chez des malades dont l'organisme était affaibli ou détérioré, soit par un vice congénital, soit par des excès ou des souffrances.

La Graine de Moutarde blanche provoque journellement une ou deux selles, sans coliques, sans accidents d'aucune sorte ; elle exerce une puissante action dépurative sur toute l'économie. Les malades guérissent généralement dans un temps assez court, et acquièrent une fraîcheur et une vigueur de santé inaccoutumées. La science, trop souvent condamnée à combattre les égarements de l'opinion en matières de remèdes populaires, ne peut que s'estimer heureuse de n'avoir point ici à exercer ce pénible devoir. L'expérience clinique justifie pleinement la confiance que le public accorde à la Graine de Moutarde blanche, et que ce médicament indigène, si simple et si peu coûteux, mérite à tous égards.

Docteur GROGNOT,
de la Faculté de médecine de Paris.

Déclaration de M. l'abbé Clavel, chanoine, médecin reçu à la Faculté de Paris, rue du Dragon, 31.

Je soussigné déclare que, dans un grand nombre de cas, j'ai prescrit à mes malades l'usage de la Graine de Moutarde blanche de Didier, après avoir vainement essayé différentes ressources de l'art médical, surtout dans les maladies qui ont pour cause l'âcreté du sang, l'abondance ou la détérioration des humeurs, et que j'en ai constamment éprouvé les résultats les plus satisfaisants.

MALADIES AU TRAITEMENT DESQUELLES S'APPLIQUE RATIONNELLEMENT LA GRAINE DE MOUTARDE.

Nous pourrions, si nous ne visions qu'à la brièveté, retourner la question et nous demander quelles sont les maladies au traitement desquelles ne s'applique pas la Graine de Moutarde, soit à titre de remède curatif, soit comme remède palliatif ou préventif ; les exclusions seraient rares ; cela résulte de tout ce qui précède. Il est plus facile de concevoir que d'énumérer les indications rationnelles d'un remède auquel la crainte seule de tomber dans l'hérésie scientifique nous empêche d'accorder le titre d'universel. Dans l'immensité des maux qui peuvent nous atteindre, à peine entrevoit-on les cas exceptionnels qui repoussent l'emploi médical ou hygiénique de ce médicament. Aussi, pour ne pas faire de cet article la reproduction ou la copie d'une de nos tables nosologiques, nous nous bornerons à signaler les principales maladies dans le traitement desquelles il convient d'employer la Graine de Moutarde blanche. Nous les diviserons en trois grandes catégories, qui nous paraissent comprendre et résumer toutes les indications rationnelles du remède.

1º MALADIES ESSENTIELLES DE L'APPAREIL DIGESTIF.

Il est sensible que les premières et les plus naturelles indications de la Graine de Moutarde s'offrent à nous dans le traitement des innombrables affections digestives, affections de l'estomac, de l'appareil biliaire et pancréatique, du tube intestinal, etc., etc. Il n'est peut-être aucune de ces maladies, les phlegmasies sur-aiguës et les dégénérescences organiques exceptées, dont n'ait mille et mille fois triomphé ce simple et puissant remède. Combien est désolante et variée l'interminable liste de ces maux ! Que d'accidents et de troubles dont ils sont le point de départ, la cause obscure ou manifeste ! Nous avons signalé les relations sympathiques et solidaires qui enchaînent et subordonnent à l'appareil digestif tous les agents fonctionnels de l'organisme. Nous avons vu qu'il n'en est aucun qui puisse rester étranger à ses souffrances, qui ne reçoive le contre-coup de toutes ses perturbations. Delà des indications sans nombre pour la Graine de Moutarde blanche, qui conjure à la fois les maladies essentielles de l'appareil digestif et tous les troubles sympathiques et secondaires qui en sont les invariables complications. Tels sont les services que nous rend cet inappréciable remède, dans les gastrites et gastro-entérites de toutes nuances, dans les gastralgies et les gastro-entéralgies, dans la dyspepsie, les spasmes, les coliques, les affections flatulentes et vermineuses, les hémorrhoïdes, les troubles fonctionnels de tout genre, etc., etc., etc. Ajoutons à ces indications sommaires, que le lecteur pourra facilement multiplier et compléter, une foule de perturbations anormales, capricieuses et fugaces des organes digestifs, mille nuances d'émotion douloureuses, mille aberrations insolites de la sensibilité qui, sans constituer des maladies bien caractérisées pervertissent les digestions, torturent l'existence et conduisent au dépérissement et au marasme. Tous ces troubles, tous ces maux sans nom, sont d'autant plus intolérables que, bien loin de s'épuiser sur les organes de la digestion, ils ne manquent jamais de s'irradier dans tous les sens et de jeter, à travers les innombrables et mystérieuses routes de la sympathie, le désordre et la souffrance sur tous les points sensibles de l'organisme.

On connaît l'influence des troubles et des souffrances de l'appareil digestif sur le moral des malades ; on sait combien sont déprimantes et sombres les sensations morbides, qui montent de l'abdomen au cerveau, tandis que les perturbations des organes thoraciques n'y portent, au contraire, que des illusions heureuses et de riantes déceptions. Un phthisique qui mourra demain, construit aujourd'hui des rêves enchanteurs et caresse toutes les chimères de la vie. Tout autre est l'homme atteint d'un trouble, même éphémère, de l'estomac, du foie, de la rate etc. ; il s'effarouche et s'abîme dans les plus désespérantes pensées ; le moral fléchit sous les élans des souffrances abdominales, l'esprit se revêt des teintes les plus noires. Frappés dans les sources mêmes du courage et de l'énergie, les malades tombent dans un abattement et un désespoir qui touchent à la stupidité. Cet émouvant contraste couvre un mystère dont la science s'étonne et cherche à se rendre compte, mais les raisons qu'elle en donne semblent plus propres à calmer l'imagination qu'à satisfaire l'esprit. Quoi qu'il en soit, cette énigme physiologique nous montre combien sont dignes d'intérêt des malades qui subissent à la fois les tortures du corps et les angoisses de l'âme ; elle nous fait en même temps comprendre la faveur légitime qui s'attache naturellement à un remède qui délivre de tant de désolation et de souffrances. Les plus chaleureux, les plus enthousiastes partisans de la Graine de Moutarde se comptent ordinairement parmi ceux qui lui doivent la guérison d'une maladie abdominale, d'une gastrite, d'une gastralgie, d'une dyspepsie, d'une hépatite, etc., etc. C'est le remède favori des hypochondriaques et de tous les désolés que l'ignorance appelle malades imaginaires et qu'elle accable de ses railleries insensées.

ACTION DE LA GRAINE DE MOUTARDE BLANCHE CONTRE LA CONSTIPATION.

Il est une affection des organes de l'abdomen, dont nous tenons à faire une mention spéciale ; nous voulons parler de la constipation. Sans être toujours fort grave, cette opiniâtre et incommode affection peut servir de point de départ à une foule de maladies, et fait le supplice d'un nombre immense de personnes. Bien souvent acquise et passée à l'état d'habitude, sous l'influence de pratiques hygiéniques inintelligentes et insalubres, la constipation torture particulièrement les femmes, sans épargner aucun âge de la vie, dans un sexe comme dans l'autre. On sait jusqu'à quel point ce mal de tous les jours et de tous les instants aigrit le caractère et assombrit l'esprit ; on sait que l'influence qu'il exerce sur le moral a plus d'une fois égayé la verve des poëtes et des écrivains facétieux. Pour nous, qui parlons plus sérieusement, il nous serait facile, en signalant l'action néfaste de la constipation sur l'organisme, de causer plus d'alarmes qu'ils n'ont provoqué de rires. Que de maux et de désordres, que de morts prématurées, qui n'ont pas eu d'autre origine que des temps d'arrêts prolongés et répétés dans l'exercice d'une fonction que la nature nous impose comme la condition et la mesure d'une santé parfaite. Ce n'est donc pas un des moindres mérites de la Graine de Moutarde, que de guérir ou de prévenir la constipation, dont elle peut être considérée comme le remède ou l'antidote le plus simple, le plus inoffensif et le plus certain.

ACTION DE LA GRAINE DE MOUTARDE BLANCHE CONTRE LES HÉMORRHOÏDES.

L'usage habituel de la Graine de Moutarde blanche n'importe pas moins aux hémorrhoïdaires qu'aux malades dont il vient d'être question. L'état hémorrhoïdal, beaucoup plus commun qu'on ne pense, ne se révèle pas exclusivement par des flux sanguins ou par des tumeurs anales ; il peut exister à l'état latent et n'accuser sa présence que par mille accidents insidieux et protéïformes. Delà une distinction aussi ancienne que la science, entre les hémorrhoïdes dites *sèches* et les hémorrhoïdes dites *fluentes*. Le mal commande, sous ces deux formes, une égale sollicitude et des soins identiques. On a souvent, et à juste titre, comparé l'état hémorrhoïdal, chez l'homme, à l'état menstruel, chez la femme; l'analogie est manifeste, surtout quand les hémorrhoïdes se jugent périodiquement par des flux sanguins, qui correspondent, par leurs préludes et leur but final, à l'écoulement mensuel des règles. L'analogie se complète, au point de vue médical ou hygiénique, en nous montrant les mêmes tendances morbides et une égale impressionnabilité attachées dans les deux sexes, à des conditions organiques analogues. A ce titre, l'état hémorrhoïdal est moins une maladie véritable qu'un tribut nécessaire que la nature impose à l'organisme, et dont il serait imprudent de chercher à s'affranchir. Mais si l'hémorrhoïdaire n'est pas malade, dans le sens réel du terme, on peut dire qu'il est à chaque instant menacé de le devenir; c'est à travers mille écueils, toujours prêts à le briser, qu'il lui faut conduire le frêle esquif qui porte sa santé et sa vie; son salut est au prix d'une sollicitude et d'une vigilance de tous les moments. Le temps et l'espace nous manquent également, soit pour décrire, soit même pour énumérer tous les périls qui menacent les hémorrhoïdaires. Nous nous bornerons donc à leur dire qu'ils ne peuvent les conjurer qu'à l'aide des moyens propres à régulariser l'exercice normal des fonctions gastro-intestinales. Or, rien ne peut, sous ce rapport, ni suppléer ni égaler l'usage habituel de la Graine de Moutarde blanche. C'est un médicament héroïque, on peut même dire spécifique, dans toutes les nuances de l'état hémorrhoïdal; c'est le véritable *Élixir de longue vie* des hémorrhoïdaires.

2º MALADIES DONT LE SIÉGE EST AILLEURS QUE DANS L'APPAREIL DIGESTIF.

Cette seconde cathégorie de maladies, au traitement desquelles s'applique rationellement la Graine de Moutarde blanche, comprend les maladies pectorales, les maladies céphaliques, ainsi qu'un nombre pour ainsi dire illimité d'affections diverses, qui peuvent éclater dans toutes les régions de l'organisme. Nous avons, dans les pages qui précèdent, montré comment toutes ces maladies pouvaient, comme celles de l'appareil digestif, céder à l'action d'une médication identique. Nous avons vu que, si le mécanisme des guérisons diffère dans les deux cas, les indications restent les mêmes, ainsi que la puissance et l'efficacité du remède. Nous nous sommes amplement expliqués à cet égard. Nous ne nous répéterons pas pour faire voir de nouveau comment agit la Graine de Moutarde dans les deux catégories opposées d'affections, comment elle atteint directement les unes, par son action spéciale sur les voies digestives, et indirectement les autres, par voie de révulsion ou de dérivation.

Nous ferions un gros livre de pathologie, s'il nous fallait passer nominativement en revue les maladies sans nombre comprises sous le titre du présent chapitre. Nous nous bornerons à signaler les importants services que la Graine de Moutarde peut rendre aux femmes aux deux plus orageuses époques de leur vie.

<hr>

AGE DE LA PUBERTÉ, AGE CRITIQUE.

L'âge nubile, qui commence pour la femme la longue période de la vie sexuelle, la soumet à des épreuves multipliées qui commandent une sollicitude et des attentions infinies. La jeune fille peut se comparer, pendant plusieurs années, à une frêle et délicate plante, incessamment battue par la tempête; la nature prépare, avec une laborieuse prévoyance, les métamorphoses qui vont créer de nouvelles aptitudes et de nouveaux besoins. L'organe prépondérant de la reproduction révèle ses premières exigences, et va bientôt exercer sa tyrannique influence sur l'organisme tout entier; animés, vivifiés par les irradiations utérines, tous les organes prennent des formes spéciales et préludent rapidement à une évolution qui annonce des fonctions déterminées et prochaines. La vie morale se transforme comme la vie matérielle; la jeune fille s'étonne des premiers feux qui s'allument dans son cœur; son innocence s'alarme des émotions inconnues qui troublent la paix de son âme et qui présagent d'inévitables orages. Toutes ces métamorphoses coïncident avec l'établissement d'une crise périodique qui accuse un besoin nouveau de l'organisme ; l'utérus entre mensuellement dans un état inaccoutumé d'orgasme qui menace l'équilibre de toutes les fonctions et qui ne s'apaise que sous l'influence d'une évacuation sanguine plus ou moins abondante. Cette fonction nouvelle, à laquelle la femme sera condamnée pendant tout le cours de sa vie sexuelle, ne s'établit pas toujours sans troubles et peut provoquer dans l'organisme les plus dangereux tumultes. Les premières époques de la menstruation sont pour les jeunes filles un temps de souffrances et d'épreuves, dont la science s'est toujours à juste titre préoccupée ; c'est dans ces années orageuses de l'âge pubère que la santé se décide pour longtemps, que trop souvent l'organisme se dégrade et s'étiole, sous l'influence de troubles nerveux qui provoquent l'anémie, la chlorose, avec l'insupportable et capricieuse légion des vapeurs, des spasmes, des affections convulsives. On ne saurait donc veiller avec trop de sollicitude et de persévérance sur ces périlleuses années, qui décident de l'avenir et de la destinée des femmes. Tout annonce l'entrée en scène ou la prise de possession de l'organe qui va régner despotiquement sur tous les autres ; il faut accepter docilement la domination de l'utérus, que la nature prédestine au grand mystère de la reproduction ; il faut se soumettre à ses impérieuses exigences et flatter tous ses caprices. A ce prix seul on peut voir s'établir, sans tumultes et sans orages, le nouvel équilibre organique qui correspond aux obligations de la vie sexuelle et garantit la conservation de l'espèce. L'art de gouverner avec prudence et succès la grande révolution de l'âge nubile chez les femmes implique un double appel à la thérapeutique et à la science de l'hygiène, qui se prêtent réciproquement un utile concours. C'est principalement à l'appareil digestif, qui entretient avec l'utérus les plus étroites et les plus intimes relations sympathiques, que s'adresse directement leur puissante intervention. On sait que tous les moyens propres à favoriser l'action digestive, tous les agents qui régularisent et tempèrent l'action de l'estomac, du tube intestinal, de l'appareil biliaire, exercent immédiatement une heureuse influence sur l'organe utérin. Il importe, à l'époque menaçante de l'âge pubère, de se rappeler et d'utiliser ces notions physiologiques, consacrées par la sagesse des siècles ! C'est donc à bon droit alors que la thérapeutique et l'hygiène se disputent la Graine de Moutarde blanche, et comptent sur ce médicament pour régulariser le flux menstruel ; qu'il y ait excès ou défaut dans l'écoulement, qu'il y ait paresse et langueur, ou bien orgasme et irritation dans l'utérus, il n'est pas moins utile, dans un cas comme dans l'autre, d'introduire l'ordre et la régularité dans l'action digestive; or, il n'est point de médicament qui, mieux et plus innocemment que la Moutarde blanche, puisse rendre cet éminent service aux jeunes filles pubères.

La vie sexuelle, chez les femmes, voit trop souvent à son déclin, renaître, avec une intensité nouvelle et de plus graves périls, les orages qui troublent sa période initiale. La dénomination d'*âge critique,* imposée par nos vocabulaires à cette époque fatidique de la vie féminine, semble avoir la signification d'un signal placé sur des écueils et jette dans l'âme de sinistres préoccupations. Il n'est malheureusement que trop vrai que l'*âge critique* est, pour un certain nombre de femmes, un cruel temps d'épreuves qui peut marquer le terme de la santé et même celui de la vie. Il ne faut pas pourtant s'exagérer ces chances néfastes : la nature trouve généralement des forces et des ressources inattendues dans toutes les luttes de l'organisme qu'elle a imposées et prévues. L'âge critique, l'âge pubère, la gestation, toutes les grandes crises de la vie des femmes, causent plus d'émotions et de craintes qu'elles ne font réellement de victimes. On ne peut toutefois se dissimuler qu'il n'en est pas toujours ainsi, et que l'âge critique impose ordinairement un sérieux appel à la science et une vigilance prolongée. Le flux mensuel, qui était le signe et la condition de la vie sexuelle, va cesser ; un nouvel équilibre organique, une nouvelle vie vont commencer ; il faut savoir habilement modérer les secousses et les soubresauts qui marquent le passage d'un mode d'existence à l'autre. L'utérus qui vient d'exercer, pendant de longue années, une capricieuse et tyrannique domination sur l'organisme, ne rentre dans le repos qu'à la faveur de diversions intelligentes et de soins continus. C'est encore à l'appareil digestif qu'il faut s'adresser; c'est au plus énergique agent révulsif de l'économie vivante qu'il faut demander secours. Rien ne peut mieux répondre aux exigences de la vie nouvelle qui se prépare, rien n'est plus propre à réduire l'utérus au silence et au repos qu'une douce et permanente excitation établie sur la vaste surface de la muqueuse gastro-intestinale. Or, nous savons qu'il n'est aucun agent thérapeutique qui, mieux que la Graine de Moutarde blanche, puisse satisfaire à cette impérieuse indication. L'usage habituel et prolongé de ce médicament est la sauve-garde de l'âge critique ; il opère une diversion puissante qui trompe heureusement l'organisme et qui l'accoutume à la cessation progressive du flux menstruel; dans le plus grand nombre des cas il peut suppléer toute autre médication.

3° MALADIES SPÉCIFIQUES, CARACTÉRISÉES PAR UN VICE MORBIDE DU SANG ET DES AUTRES HUMEURS.

Cette troisième catégorie de maladies trouve, dans la Graine de Moutarde blanche, un remède héroïque et véritablement spécifique. Provoquées et entretenues par un vice morbide spécial, par un poison vivant qui, sous forme latente, mine sourdement l'organisme, ces maladies cèdent généralement à l'action dépurative de la salubre semence. Il est à croire, toutefois, que son action révulsive n'est pas ici sans effet, et qu'elle donne un utile concours à l'action dépurative. Dans cette désolante catégorie de maux se trouvent les dartres, les scrofules, dites humeurs froides, le cancer, diverses cachexies et cacochymies, le rhumatisme, la goutte, etc., etc. C'est ici, nous l'avons dit plus haut, le triomphe du remède. Personne n'ignore l'impuissance de la science dans ces affections délétères, qui ne désespèrent pas moins les médecins que les malades; tout le monde sait combien sont infidèles et incertains les prétendus spécifiques qu'on leur oppose. Nous ne connaissons point la nature des vices pathogéniques, invisibles, intangibles, qui ne se révèlent à nous que par le mal qu'ils nous font, qui empoisonnent le sang et les humeurs, qui sidèrent la fibre et portent le désordre et la mort aux sources mêmes de la vie. C'est en vain que la science lance et dirige contre eux les plus énergiques agents de la thérapeutique; ces insaisissables ennemis échappent à des attaques que le jour n'éclaire pas, ou se dissimulent pour renaître plus tard, comme les têtes indestructibles de l'hydre. Heureux, s'il est ici permis de se servir de ce terme, les malades qui ne voient pas s'ajouter à leurs maux de nouveaux désordres provoqués par des remèdes généralement minéraux, qui sont des poisons eux-mêmes. La Graine de Moutarde blanche ne fait pas courir de pareilles chances et ne met jamais à un tel prix ses puissants services; l'expérience a mille et mille fois constaté le bien qu'elle opère dans les affections spécifiques sans qu'on puisse lui reprocher aucun mal; les guérisons de dartreux, de scrofuleux, de cachectiques, de rhumatisants, etc., etc., figurent en nombres qu'on n'additionne plus dans les états de service de notre puissant remède indigène.

MALADIES SPÉCIFIQUES DE LA PEAU; DARTRES, ÉRUPTIONS DIVERSES.

Le vice morbide, qui donne naissance aux dartres de toute nature et de tout caractère, n'a jamais été contesté que par des esprits systématiques, qui fermaient les yeux à l'évidence. Les dartreux ne peuvent se faire illusion à cet égard; ils connaissent trop bien l'indomptable ténacité de leur mal, ils le voient trop souvent naître et renaître, pour se dissimuler qu'ils en portent en eux-mêmes le germe caché. Que sert d'attaquer un tel mal par des remèdes externes, par des topiques qui n'agissent que sur ses manifestations apparentes? N'est-ce pas imiter la folie de ceux qui croient frapper au cœur leur ennemi, quand ils n'ont fait que toucher son ombre? Toute dartre, quelle que soit sa forme, son siége, son aspect, n'est jamais qu'un effet local, dont la cause est profonde et cachée; tout dartreux a le sang empoisonné. Le traitement rationnel des dartres consiste à épurer l'organisme, à neutraliser le poison vivant qui le souille et qui fermente sourdement dans le sang et les humeurs. Rien n'est, en général, plus facile que de faire disparaître une dartre; on n'est, pour cela, embarrassé que du choix des moyens. Le soufre, le mercure, l'iode, les caustiques, mille topiques se disputent la préférence. Mais à peine le but est-il atteint, qu'on voit reparaître sur un autre point le mal dont on se croyait délivré. Combien de dartreux qui perdent maladroitement leur temps et leur patience dans cette aveugle et impuissante lutte contre un ennemi qui semble se jouer de leur vaine poursuite et renaître de ses cendres! C'est une tout autre guerre qu'il faut lui faire! Il se cache et se dérobe dans la trame moléculaire de nos tissus, il élabore au sein des humeurs et du sang l'impur poison qui vient se déposer à la surface du derme; il faut lui lancer le contre-poison dans ces profondes retraites; il faut le saisir, pour ainsi dire, corps à corps, et anéantir dans leur germe toutes ses hideuses éruptions. Tel est le genre de guerre que fait au vice dartreux la Graine de Moutarde blanche! Tels sont les puissants effets de sa vertu dépurative! Nous n'avons nul besoin d'invoquer le secours du raisonnement pour démontrer l'action anti-dartreuse d'un remède auquel les dartreux eux-mêmes attribuent par milliers une guérison qu'ils avaient vainement demandée à tous les remèdes connus; la grande voix de l'expérience a parlé; toute discussion serait intempestive; on trouvera d'ailleurs dans la seconde partie de cette brochure des faits plus éloquents que nos paroles, qui feront justice de tous les doutes et porteront la conviction dans tous les esprits.

SCROFULES (DITES HUMEURS FROIDES); RELIQUATS DE MALADIES SECRÈTES ; CACHEXIES DIVERSES ; VICES INCONNUS DU SANG ET DES HUMEURS.

On reconnaîtra, sous ces titres divers, une foule de désolés qui ne vivent que pour souffrir, qui traînent dans l'abattement et la langueur les restes d'eux-mêmes, qui semblent se dégrader pièce à pièce, et assister à leur propre destruction. Attaqués dans les sources mêmes de la vie par un vice latent, qui mine et ronge l'organisme dans ses molécules élémentaires, qui trouble et pervertit toutes les élaborations vitales, ils s'affaissent et s'abîment sous les étreintes d'un mal implacable, qu'aucune médication n'arrête et ne peut conjurer; ils perdent successivement leurs forces, leur embonpoint; leurs chairs semblent se fondre, leurs yeux se creusent, leur regard s'éteint, les nuances du teint se ternissent et le visage prend les formes anticipées des jours qui touchent à l'agonie. On voit ces squelettes ambulants, ces victimes marquées de la mort assiéger la porte des médecins, des pharmaciens, des empiriques; ils demandent partout du secours et des remèdes. Mais ils ont épuisé toutes les recettes et toutes les formules connues; rien n'a pu réussir; le mal avance et s'aggrave; ils se découragent et comptent avec effroi les jours qui leur restent. Tel était l'état d'une foule des malheureux que la Graine de Moutarde blanche a sauvés! Nous ne répéterons pas ce que nous venons de dire dans le paragraphe qui précède; nos paroles et nos raisonnements n'auraient pas l'autorité des témoignages et des faits qu'on trouvera dans la seconde partie de ce travail. Nous n'avons publié qu'une faible partie de ceux que nous possédons; des volumes ne suffiraient pas, s'il nous fallait reproduire tous ceux qui sont venus à notre connaissance par les milliers de lettres qui nous sont adressées, et que nous tenons, au reste, à la disposition de qui voudra les connaître. Les faits que nous rapportons plus loin prouvent qu'aucun malade ne doit perdre l'espoir, tant qu'il n'a pas essayé la Graine de Moutarde blanche.

Ce sont les récits merveilleux, faits par des malades heureusement délivrés de ces maladies spécifiques par la Graine de Moutarde blanche, qui forment la légende héroïque de son histoire. Pour se rendre compte de cures qui ressemblent à des miracles, les esprits ardents et chimériques invoquent des vertus occultes et mystiques d'un ordre inconnu; ils prennent à la lettre le langage métaphorique du docteur Cooke, qui fait descendre du ciel un *remède béni*, si salutaire aux hommes. Dans des cures inespérées, les âmes superstitieuses aiment à voir un Dieu qui les sauve, comme dans des maux sans remède, elles accusent un sort jaloux qui les poursuit. Pour nous, qui ne pouvons consentir à faire revivre le mysticisme mythologique et à trouver dans un grain de moutarde le masque ou l'incarnation d'une divinité propice, nous n'avons point songé à déserter les autels de la science, pour encenser de vaines idoles. C'est à l'analyse et à l'expérience clinique que nous avons demandé le secret de la puissance et des vertus de la bienfaisante semence. Il nous a semblé que la nature était là, comme partout ailleurs, la seule divinité qui présidait à tous les miracles. Toutefois, nous l'avouerons franchement, tout n'est pas ici nettement et scientifiquement expliqué : entre les vertus ou les énergies appréciables de la Graine de Moutarde et les cures inattendues qu'on lui doit, nous apercevons un abîme que l'esprit ne franchit pas sans vertiges. Que faire? ou plutôt qu'importe? N'en est-il pas ainsi de la plupart des agents héroïques de notre thérapeutique? L'expérience atteste chaque jour leur puissance, sans que la raison puisse nous en montrer les titres. Acceptons donc les services de la Graine de Moutarde blanche comme nous avons depuis longtemps accepté ceux du quinquina, du mercure, de l'iode, etc., etc., etc.

MODE D'ADMINISTRATION DE LA GRAINE DE MOUTARDE BLANCHE.

La manière de faire usage de la Graine de Moutarde blanche est tellement simple, que nous pouvons renfermer dans quelques lignes tout ce qu'il importe d'en dire. Mais, avant tout, nous croyons nécessaire d'adresser aux malades deux recommandations également importantes : la première a pour objet l'achat de la Graine. Il ne faut jamais se servir que de Graine nouvelle, bien mondée, et spécialement de Graine de Hollande. Une pellicule plus fine et une texture moins dense, effets naturels du sol et du climat, sont des avantages réels, qui distinguent la Graine de Hollande, et qui la rendent moins réfractaire à l'action des forces digestives. Le temps altère et dénature assez promptement la Graine de Moutarde blanche, qui devient aride, rugueuse, perd toutes ses propriétés médicamenteuses, et peut, si elle s'échauffe, produire des effets nuisibles. Nous avons appris, avec un regret facile à comprendre, qu'il se vend tous les ans, en France, une grande quantité de Graine vieillie et détériorée, qui n'est propre qu'à compromettre la légitime réputation du médicament. La seconde recommandation s'adresse aux esprits irréfléchis qui semblent ne pas savoir que la Graine de Moutarde, comme tout autre médicament, ne réserve ses services qu'à ceux qui savent les attendre, et qu'elle n'agit pas comme la baguette magique d'un enchanteur. Le succès est le prix de la persévérance et de la régularité. Il ne faut donc se borner ni à quelques cuillerées de Graine ni à quelques jours de traitement. Il est impossible d'assigner un terme fixe à l'action du remède. Nous avons rarement vu des malades prendre un kilogramme de Graine, sans éprouver un notable soulagement ; nous en avons vu plus rarement encore persévérer six semaines ou deux mois dans le traitement, sans obtenir une guérison complète.

À La quantité de Graine que l'on doit prendre chaque jour varie selon l'effet qu'elle produit sur le tube intestinal ; il ne faut pas qu'elle purge fortement, mais il faut qu'elle tienne le corps parfaitement libre. Chaque malade procédera par voie de tâtonnement, s'arrêtant à la dose qui provoquera régulièrement une ou deux évacuations par jour. Ce point est capital et implique tout l'art de la médication.

Il ne faut, en avalant la Graine de Moutarde, ni la mâcher, ni la briser sous la dent ; on la mêle à une petite quantité d'eau ou de tout autre liquide agréable. On peut, si on le préfère, la détremper dans l'eau bouillante, pendant une ou deux minutes. On la prend ensuite dans du gruau, de l'eau d'orge ou dans tout autre liquide gommeux à son choix. Cette manière convient spécialement aux enfants.

On doit prendre généralement trois doses égales de Graine de Moutarde par jour : une avant le déjeûner, une seconde avant le dîner et la dernière au moment de se mettre au lit.

L'emploi de la Graine de Moutarde n'impose aux malades aucune modification, ni dans le régime ni dans les habitudes. Il suffit d'éviter les excès et de s'abstenir d'aliments âcres et échauffants.

L'usage de la Graine de Moutarde n'exclut celui d'aucun autre médicament qui pourrait être jugé nécessaire. On se

trouvera généralement bien, si l'intestin montre une paresse
qui résiste à de fortes doses de Graine, d'adjoindre à celle-ci,
soit un peu de sel d'Epsum, soit tout autre purgatif doux,
les matins de deux ou trois jours l'un. Nous conseillons
aux personnes tourmentées par les hémorroïdes, de prendre
de temps en temps, soit avant, soit après la dernière dose de
Moutarde, une cuillerée à café d'un mélange composé de lait,
de soufre et de magnésie.

Tel est le mode d'administration qui convient au plus grand
nombre des malades. On n'oubliera pas, au reste, que la
Graine de Moutarde est un remède inoffensif, incapable de
nuire. Chaque malade pourra donc, selon le besoin et les indications, accroître ou diminuer les doses indiquées plus
haut. Il est sensible que les personnes qui prennent la Graine
de Moutarde à titre de remède préventif, contre la constipation ou un mal léger, n'ont pas besoin des fortes doses néces-
saires à ceux qui ont à lutter contre des maux opiniâtres et
invétérés.

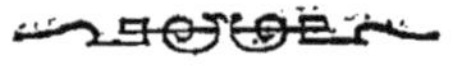

DEUXIÈME PARTIE

Le seconde partie de cet ouvrage se compose exclusivement de lettres qui nous sont adressées par nos clients, et peut, en quelque sorte, servir de justification à tout ce que nous avons avancé dans la première partie. On reconnaîtra, en parcourant ces témoignages écrits de la reconnaissance de nos malades, que toutes les opinions que nous avons exprimées, reposent sur des faits authentiques, et que c'est bien à l'immensité des services qu'elle a rendus, que la Graine de Moutarde blanche doit l'immense réputation dont elle jouit. La démonstration serait sans réplique possible, s'il nous était permis de publier la totalité des lettres que nous avons reçues et conservées; on se convaincrait alors facilement qu'il n'est pour ainsi dire aucune forme de maladie dont n'ait triomphé notre simple et puissant remède. Il n'est point de malade qui ne pût aisément trouver, dans une si grande multitude de guérisons authentiquement attestées, des exemples du mal qui le tourmente lui-même, ainsi que des motifs d'encouragement et d'espoir, pour ne pas dire des assurances de succès ou de guérison. Mais une telle publication est matériellement impossible ; les lettres de remerciement, que nous écrivent nos clients, nous arrivent chaque année par milliers ; aujourd'hui la collection en est immense ; elle se compose de plus de deux cent mille lettres, et fournirait déjà la matière de plusieurs volumes. Nous avons donc nécessairement dû nous borner et nous résigner à la publication d'une très-minime fraction de cette vaste correspondance ; mais nous conservons religieusement toutes les lettres que nous ne publions pas, et nous nous ferons toujours un plaisir de les tenir à la disposition des malades qui ne trouveraient pas dans la présente publication des motifs suffisants de conviction et de confiance.

---

*M. Rodrigues Rouch, docteur-médecin, à Château-Renard,
a écrit à M. Didier ce qui suit :*

Monsieur Didier,

J'ai pris de votre Graine de Moutarde blanche de santé pour
une paralysie des membres inférieurs, et je dois à la vérité
de déclarer que mon état s'est sensiblement amélioré ; j'es-
père même dans quelques jours être totalement guéri.

Aujourd'hui, afin de répandre ce précieux remède, je dé-
sire que vous m'en adressiez trente kilogrammes.

Paris, le 20 mai 1859.

Monsieur Didier,

La maladie qui m'a torturée, pendant six mortelles années, avait son siége dans les organes digestifs, dans l'estomac, dans les intestins, dans le foie. Les plus célèbres médecins de Paris m'ont assidûment prodigué leurs soins sans
parvenir à conjurer un mal qui semblait se jouer de leur
savoir et de leurs remèdes. Attaquée dans les sources mêmes
de la vie, je perdis progressivement tout appétit et tout
pouvoir de digérer : je ferais un livre si je voulais retracer
les caprices, les répugnances et les colères de mon estomac,
qui finit par s'insurger contre tous les médicaments, contre
les plus légers aliments. Mes forces tombèrent, mes chairs
se fondirent ; je devins maigre à faire peur, il ne me restait
littéralement que la peau et les os. La nuance de mon teint
devint terreuse, jaunâtre, tirant sur le vert. Abîmée dans
un sombre désespoir, je suivais avec effroi les progrès
incessants de ma propre destruction et touchais aux jours de
l'agonie. J'étais devenue pour mes médecins, impuissants et
découragés, un objet de pitié. Ils ne songeaient plus depuis
longtemps à me guérir : ils me considéraient plutôt comme
un rare et curieux sujet d'étude, et attendaient ma mort,
qui devait confirmer ou détruire leurs stériles conjectures.
Dans cet état désespéré, des amis que le ciel inspirait me
conseillèrent d'essayer la Graine de Moutarde blanche ;
j'acceptai ce moyen de salut, sans résistance et sans espoir,
comme un naufragé saisit une faible et chétive planche. Ce
simple remède, je ne saurais assez hautement le proclamer,

produisit sur moi des effets extraordinaires et inespérés : il me rendit, je ne dirai pas la santé, mais la vie ; trois mois suffirent à cette cure, réputée impossible, qui fit l'étonnement de mes médecins, à laquelle ils auraient refusé de croire s'ils n'en avaient pas été les témoins.

Voilà, monsieur, ce que je dois à la Graine de Moutarde blanche. Que ne m'est-il donné de faire entendre ma faible voix à tous les désespérés atteints des maux dont je suis délivrée, qui, comme moi, ont un pied dans la tombe ! Mais je ne puis que rendre hommage à la vérité et vous exprimer toute ma reconnaissance. Vous êtes mieux placé que moi pour utiliser mon exemple ; veuillez donc, monsieur, accepter la mission d'en faire l'usage qui vous paraîtra le plus profitable aux malheureux malades. Je vous autorise à donner, dans ce but, à ma lettre, toute la publicité dont vous disposez.

Je vous prie, monsieur, d'agréer mes salutations et mes sincères remerciements.

M.-H. ROYER,
rue Balzac.

Genève, le 24 mai 1859.

MONSIEUR DIDIER, A PARIS,

La maladie dont je me suis si heureusement délivrée était, au dire de mes médecins, une gastrite chronique compliquée d'une hépatite ou inflammation du foie. Toutes mes souffrances accusaient, en effet, un trouble extrême dans ces deux organes. Je ne pouvais ni manger ni digérer ; une tension et une pesanteur insupportable à l'épigastre, des tiraillements convulsifs, des spasmes, des nausées, des vomissements, succédaient au moindre repas. Je perdis promptement toutes mes forces et tombai dans un amaigrissement voisin du marasme.

Je me suis adressée à toutes les célébrités médicales de Paris ; j'ai pris autant de remèdes que j'ai enduré de maux ; aucun traitement ne m'a soulagée.

J'approchais visiblement de mes derniers jours, lorsque, prenant conseil de mon désespoir, je me mis à 'usage de la

Graine de Moutarde blanche. Je dois bénir cet excellent remède ; il me fit un bien que je n'osais plus espérer ; il arrêta mon mal et me rendit, avec l'appétit, la faculté de digérer ; je me sentis sauvée. Après trois mois de traitement, j'avais repris mes forces, une grande partie de mon embonpoint, et j'entrais dans une franche convalescence. C'est à vous, monsieur, c'est à votre bonne et précieuse Graine que je dois la santé et la vie. Je ne fais que mon devoir en vous exprimant toute ma reconnaissance. Il m'en reste un autre à remplir envers la vérité, comme envers mes compagnes et mes compagnons d'infortune : c'est pour leur venir en aide que je réclame votre concours et vous autorise à donner à ma lettre toute la publicité dont vous pouvez disposer.

Je vous prie, monsieur, d'agréer mes sincères remerciements et l'assurance de toute ma considération.

J. Martifaz,
Directrice du théâtre de Genève.

Paris, le 1er août 1859.

Monsieur Didier,

J'éprouve le besoin de venir vous remercier pour les bons effets qu'a éprouvés ma femme, de l'emploi de votre excellente Graine de Moutarde blanche. Depuis dix, ans elle souffrait de coliques affreuses qui lui revenaient périodiquement et l'obligeaient à tenir le lit pendant des semaines entières ; elle avait en vain essayé de tout sans que pour cela sa position se fût améliorée. Je désespérais de voir sa santé se rétablir ; une constipation des plus rebelles avait résisté à tous les remèdes et la plongeait dans une morne tristesse. Après avoir fait usage pendant deux mois de votre Moutarde blanche, je suis heureux de pouvoir vous annoncer qu'elle va très-bien : les coliques ont disparu ainsi que cette affreuse constipation.

Veuillez, Monsieur, en recevoir tous mes remerciements et croire à ma sincère reconnaissance.

Rabasse, propriétaire,
97, faubourg Poissonnière.

Paris, le 1er septembre 1859.

J'ai été atteint, pendant six mortelles années, d'une gastrite chronique, qui m'a fait souffrir tous les maux et connaître le désespoir. J'éprouvais dans l'épigastre des douleurs continues, qui s'exaspéraient cruellement au contact des aliments et des remèdes; mon estomac, toujours prêt à s'insurger, ne tolérait pour ainsi dire plus rien; il me fallait user de précautions infinies pour endormir ses caprices et lui faire accepter les plus doux et les plus inoffensifs breuvages. J'avais perdu mes forces et mon embonpoint; j'osais à peine me regarder dans une glace; la couleur de mon teint me faisait peur à moi-même. Je ne saurais dire combien de remèdes j'ai essayés sans éprouver aucun soulagement; j'étais arrivé à ne savoir quel parti prendre et ne croyais plus rien de possible que la patience et la résignation, quand j'entendis parler des cures extraordinaires que l'on attribuait à la Graine de Moutarde blanche. Je n'hésitai pas à saisir cette dernière chance de salut. Je me suis régulièrement administré votre précieuse Graine, en suivant avec la plus ponctuelle précision les très-simples précautions que vous recommandez : trois mois de traitement m'ont complétement et radicalement guéri.

Je suis heureux, Monsieur, d'avoir à vous communiquer une aussi bonne nouvelle, et vous prie d'agréer mes remerciements et mes félicitations.

Vachot, négociant,
quai Saint-Michel.

Monsieur Didier,

Vous m'avez vu, il y a quelques mois, malheureux et désespéré : une affreuse dartre me couvrait la moitié du visage et menaçait d'envahir l'autre moitié. Des éruptions multiformes végétaient, avec une désolante opiniâtreté, entre tous les poils de ma barbe. Le mal menaçait les yeux, qui étaient irritables, douloureux et fortement injectés. Je tremblais de perdre la vue. Il y avait dix mortelles années que j'étais dans ce triste état, sans savoir ni quand, ni comment j'en pourrais sortir. Je puis, sans pousser trop loin l'hyperbole, dire qu'il n'est point de remède que je n'aie essayé, point de médecin que je n'aie consulté; mon horrible mal a toujours déjoué toutes mes tentatives et s'est montré constamment indomptable. Les plus heureux traitements auxquels je me suis soumis n'ont eu pour effet qu'une guérison apparente et temporaire; la dartre disparaissait du visage, mais elle se jettait sur une autre région du corps et ne tardait pas à reprendre son premier domicile.

J'étais à bout de remèdes et d'espoir, quand j'entendis raconter des histoires merveilleuses, qui semblaient prouver que rien ne vous était impossible et qu'il n'y avait point de maux dont ne put triompher la Graine de Moutarde blanche. Je pris sans hésitation le parti de me soumettre à l'usage exclusif de ce nouveau médicament; le traitement a duré trois mois, sans un seul jour d'interruption; il m'a complétement et radicalement guéri. Il ne me reste aucunes traces d'un mal qui m'a défiguré et désespéré pendant dix ans.

Telle est, dans toute sa vérité et dans toute sa simplicité, l'histoire de ma maladie et de ma guérison. Je voudrais que ma faible voix, partout entendue, la pût faire connaître à tous ceux qui souffrent les maux dont vous m'avez délivré.

Il ne me reste, monsieur, qu'à vous exprimer toute ma reconnaissance, que vous ne pourrez apprécier que si vous la comparez au bonheur que je vous dois.

E.-P. M...

Gaillon, le 30 septembre 1859.

Monsieur Didier,

J'ai fait usage de votre Graine de Moutarde blanche de santé, pour me débarrasser d'un embonpoint qui m'incommodait beaucoup, et j'en ai pris une vingtaine de livres dans l'espace d'une année, ce qui m'a fait diminuer de trente-trois livres, sans la moindre indisposition, et, depuis cette époque, je me suis toujours bien porté.

J'ai l'honneur, etc.

Hellouin père.

Lettre de M. Aillot, directeur des postes à Etreux (Aisne).

J'avais l'estomac affaibli, j'étais tourmenté par des douleurs nerveuses dans les variations atmosphériques, j'éprouvais des lassitudes, ma vue était affaiblie, je ne pouvais lire sans lunettes ; je devenais sourd ; mes pieds étaient brûlants, surtout la nuit, ils étaient toujours en sueur ; j'avais des vents dans l'estomac ; j'étais très-incommodé par une quantité de petits vers. Non-seulement ces maux ont disparu, mais, une chose qu'on aura de la peine à croire, c'est que mes cheveux tombaient tous, et que la chute en est entièrement arrêtée. Honneur, mille fois honneur aux amis de l'humanité qui ont découvert les propriétés de cette Graine et à ceux qui les publient.

Hypocondrie. — Inflammation du gros intestin, dit colon.

M. Hem, frère de M. le maire d'Orléans, a déclaré ce qui suit, chez M. Didier, parlant à lui-même, en présence de plusieurs personnes :

« Il y a six mois, je suis venu chez vous acheter de votre Graine avec l'ouvrage du médecin. En vous entendant parler de ce remède avec un enthousiasme extraordinaire, je vous pris pour un illuminé, un fanatique. Maintenant, je déclare que vous n'en dites pas assez. J'étais hypocondre, et si las de la vie que je désirais ardemment la mort : j'ai pris de votre Graine pendant six mois ; maintenant, je me porte à merveille, toutes mes idées noires ont disparu. Je prône la Graine de Moutarde blanche partout. »

M. Millot, commissaire de marine.

J'avais une inflammation au gros intestin, dit *colon*. J'étais traité depuis vingt-deux ans pour cette affection ; rien n'amendait mon état. Je me mis à l'usage de la Graine de Moutarde blanche, et avec 90 doses je me suis parfaitement guéri.

Rétention d'urine.

M. Limoges, ancien greffier de la justice de paix, canton nord de Toulouse, donne connaissance de deux guérisons presque miraculeuses, obtenues par l'usage de la Graine de Moutarde blanche : MM. Laffitte frères, l'un huissier à la justice de paix de Toulouse, l'autre officier retraité, avaient, l'un et l'autre, une rétention d'urine très-grave. L'huissier avait la vessie paralysée, il ne pouvait uriner qu'avec la sonde; son état était désespéré. L'officier était aussi dans un état alarmant. Tous les deux se sont parfaitement guéris par l'usage de la Graine de Moutarde blanche.

(Extrait du Journal des Débats.)

Le baron Girardot, célèbre médecin de Varsovie, ayant perdu une cuisse d'un coup de feu reçu à l'armée, fut obligé de mener une vie sédentaire.

Les digestions ne se firent plus qu'avec une lenteur fatigante; il éprouvait des aigreurs, de violentes coliques; il avait des éblouissements, des douleurs à la base du crâne. Il employa inutilement tous les moyens que l'art lui avait appris; la vie lui était devenue insupportable. Il essaya de la Graine de Moutarde blanche, et, après l'avoir employée pendant un mois, il s'en trouva si bien sous tous les rapports, qu'il publia ce fait comme un tribut de reconnaissance et dans l'espoir d'être utile à l'humanité.

Déclaration de M. le baron de Lahaye, chevalier de Saint-Louis et de plusieurs ordres.

Affecté depuis deux ans d'une gastrite bien caractérisée, j'avais suivi ponctuellement les divers traitements qui m'avaient été conseillés par les premiers médecins de France, et ces traitements ne m'avaient procuré aucun soulagement. J'ai fait usage, pendant deux mois consécutifs, de la Graine de Moutarde blanche à très-fortes doses, et je jouis maintenant d'une santé parfaite; je fais cette déclaration sur l'honneur et je la publie en vue d'être utile à mes semblables.

M. Lafon de Ladebat, ancien député.

Votre Graine m'a guéri d'une inflammation d'intestins qui avait résisté longtemps à tous les traitements prescrits par les médecins. J'en ai fait usage pendant deux mois, et je jouis maintenant d'une santé parfaite. Je vous donne connaissance de ce fait avec empressement et je vous autorise à le publier.

___

Fait rapporté par M. le secrétaire du sous-préfet de Vouziers.

M. Audry de Puyraveau, ancien député, demande un congé pour cause de maladie et part pour son pays ; il emporte six livres de Graine de Moutarde blanche pour sa gouvernante qui était affectée d'un catarrhe. Chemin faisant, il fit cette réflexion : On dit beaucoup de bien de cette Graine. Il faut que j'en essaie. Il en prend aussitôt, en continue l'usage deux jours. Il s'en trouva si bien, qu'il rétrograda et revint prendre sa place à la Chambre.

___

Lettre de M. Audiger, greffier de la justice de paix de Preuilly (Indre-et-Loire).

Je me plaignais, depuis plusieurs années, de maux de tête, de digestions pénibles, de flatuosités, de défaut d'appétit, d'insomnie, etc.; eh bien! l'usage continué pendant cinq semaines seulement de la Graine de Moutarde blanche a restitué à mon estomac le ton qu'il avait perdu, et m'a débarrassé parfaitement de toutes mes incommodités.

Bergerac, le 7 septembre 1859.

MONSIEUR DIDIER,

J'ai fait usage depuis 1836, et notamment à cette époque, de votre excellente Graine de Moutarde blanche, et j'en ai obtenu les meilleurs résultats. Je ne serais très-probablement plus sur cette terre sans le secours de cette merveilleuse Graine.

Je viens vous prier, afin de l'avoir bonne, bien mondée et fraîche, de m'en expédier par la voie la plus prompte, à l'adresse de M. Grenon, avoué à Bergerac, la quantité de quatre kilogrammes.

Agréez, etc.

CHASSAND

___

Mme Clément, à Coulonges, canton de Fère-en-Tardenois, âgée de soixante-huit ans, avait une constipation telle, qu'elle ne pouvait obtenir d'évacuations qu'à force de médecines, et ce tous les quinze jours. Les matières étaient comme des cailloux. Elle était dans un état désespéré, lorsque M. le docteur Amussat lui conseilla de faire usage de la Graine de Moutarde blanche : quatre jours après, la constipation cessait, un bien-être extraordinaire se faisait sentir. Aujourd'hui, dit-elle, il me semble que je n'ai que vingt ans.

M. Fauvel, à Lanion, écrit à M. Didier :

« J'ai consulté bien des médecins, suivi des traitements divers, sans obtenir de résultat ; les uns m'ont traité pour une névrose, d'autres pour une gastralgie, et pas un n'avait pu me soulager.

« Depuis que je prends de votre Graine de Moutarde blanche, je sens un bien-être inexprimable dans toute ma personne ; veuillez donc avoir l'obligeance de m'en envoyer une nouvelle provision au plus tôt, car je ne voudrais pas interrompre un traitement dont je me trouve si bien. »

M. Gérard, rue du Faubourg-Saint-Honoré, avait une affection dartreuse et de très-mauvaises digestions, dont il s'est guéri avec quelques livres de Graine de Moutarde blanche.

Fièvres. —Maladies du foie. — Paralysie.

M. Salmon, ancien curé d'Oran, chanoine honoraire d'Alger, avait des fièvres intermittentes depuis longtemps et une maladie de foie ; il avait suivi plusieurs traitements inutilement : il s'est guéri par l'emploi de la Graine de Moutarde. Il nous a engagé fortement à publier cette déclaration dans l'intérêt de l'humanité et des habitants de l'Algérie, si sujets à ces affections.

M. Molineau, juge de paix de Mézières (Indre), était depuis quatre mois au lit ; ses jambes étaient enflées, tout son corps était paralysé ; il a employé seulement la Graine de Moutarde blanche de santé; après huit jours il allait mieux; après quinze jours, il descendait dans son jardin; aujourd'hui, il marche très-bien et est en parfaite santé.

Héricourt, 4 août 1859.

Monsieur Didier,

Le premier essai que j'ai fait de votre Graine de Moutarde blanche, contre des migraines, coliques et nausées, dont je suis atteint depuis quelque temps déjà, a été très-satisfaisant et ne laisse rien à désirer ; aussi je m'empresse de vous faire une nouvelle demande, dans le but d'améliorer ma santé autant qu'il me sera possible et de me procurer une parfaite guérison; j'en ai l'espoir, car les quatre paquets que je viens de consommer, m'ont fait un bien immense et m'ont procuré un bien-être que je n'espérais pas.

Recevez, etc.

Dieny-Moritz.

M. Payen, passage du Ponceau, 14, avait des dartres et des douleurs aux jambes, qui résistaient aux nombreux médicaments qu'il prenait. Six mois d'usage de la Graine de Moutarde blanche ont guéri les dartres et beaucoup diminué les douleurs.

M. Michel, rue Galande, avait une dartre vive au menton et des chaleurs dans les reins, qui étaient tellement insupportables, qu'il ne pouvait ni dormir ni rester un quart d'heure au lit; il avait aussi le dévoiement. Au bout de quelque temps d'usage de la Graine de Moutarde blanche, la dartre était guérie, et les autres maux en bonne voie de guérison.

Monsieur Didier,

Je me trouve si bien de votre excellente Graine de Moutarde blanche, que j'aurais, je crois, de la peine à cesser d'en faire usage.

J'ai déjà fait quelques prosélytes, et vais distribuer les petites brochures que je vous ai demandées à des personnes

auxquelles j'ai parlé des résultats que j'obtiens de l'emploi
de votre Graine de Moutarde blanche.

Veuillez agréer, Monsieur, la nouvelle expression, etc.

HAGIS.

Lieutenant-colonel commandant de
place à Bastia,

—————

Nay, le 26 avril 1859.

MONSIEUR DIDIER,

Depuis environ un an, atteint d'une ophthalmie des plus
intenses, tous les objets me paraissaient de trois couleurs,
rouge, jaune et bleu; pendant l'obscurité, quand je regar-
dais à droite ou à gauche, il me semblait que des étincelles
de feu sortaient des angles de mes yeux; lorsqu'un jour,
M. Cassaigne, membre du conseil général, parcourant son
journal, y lut les bons effets obtenus par votre excellente
Graine de Moutarde blanche de santé. Il s'empressa de vous
en demander, qu'il m'apporta avec votre indication.

J'en fis usage ainsi qu'il est prescrit, et ce pendant un
mois et dix jours; aujourd'hui ma vue est entièrement réta-
blie, et les cils, qui étaient tombés, commencent à re-
pousser.

Espérant obtenir un semblable résultat sur la personne
d'un de mes amis, à qui j'ai conseillé d'en prendre, je viens
vous prier, Monsieur Didier, de vouloir bien m'en adresser
deux kilogrammes.

J'ai l'honneur, etc.

SAZIE,

Géomètre de 1re classe à Nay (Basses-Pyrénées).

—————

Ribes (Ardèche), 20 février 1859.

MONSIEUR DIDIER,

Aux nombreux témoignages que vous avez reçus déjà de
l'efficacité de votre Graine de Moutarde blanche, vous pouvez ajouter le mien. Atteint depuis plus de dix ans d'une
gastrite qui m'ôtait le sommeil, l'appétit et me causait des
douleurs insupportables, au point que je ne pouvais plus

remplir les fonctions de mon ministère. Depuis que j'en fais usage, j'ai de l'appétit, je dors et je me porte bien.

Je vous prie, Monsieur, de me faire passer deux kilogrammes de votre excellente Graine.

J'ai l'honneur d'être, etc.

BERNARD, curé.

———

Wissembourg, le 25 juin 1858.

MONSIEUR DIDIER,

Veuillez avoir la bonté de m'expédier encore quatre kilog. de votre excellente Graine de Moutarde blanche de santé, qui a produit sur moi un effet merveilleux en me guérissant de crampes d'estomac dont j'étais affecté depuis longtemps et pour lesquelles on m'avait jusqu'alors administré mille remèdes sans succès.

Agréez, Monsieur, etc.

GOETTEL.

———

Persac (Vienne), le 31 décembre 1856.

MONSIEUR DIDIER,

Atteint à Marseille d'une gastro-entérite chronique, dont j'ai souffert pendant dix ans, j'ai eu cinq médecins dont les traitements ne m'ont fait aucun bien notable.

De retour dans mes foyers, j'ai vu d'autres médecins qui ne m'ont point guéri ; ce n'a été que l'usage de votre Graine de Moutarde blanche qui m'a, je puis le dire, radicalement guéri d'une maladie dont j'ai beaucoup souffert et que bien des médications avaient à peine soulagée.

Je vous prie, Monsieur, pour le soulagement de personnes qui m'entourent, de m'en envoyer six kilogrammes.

Recevez, Monsieur, etc.

MONTAUSIER.

———

Anvers, le 24 mars 1856.

MONSIEUR DIDIER,

Je me suis séparé depuis un mois de tous les médecins,

qui avaient vainement tout épuisé pour me guérir d'une insomnie permanente ; malgré leur défense, je me suis mis à l'usage de votre Graine de Moutarde blanche, et je suis aujourd'hui, grâce à votre précieux spécifique, complétement guéri ; je dors parfaitement, et, chaque matin , je me lève bien dispos, bonheur que je ne connaissais plus depuis longtemps.

Agréez, Monsieur, etc.

SOMERS VAN HOUDT.

Antibes, le 25 octobre 1858.

MONSIEUR DIDIER,

J'ai fait usage de votre Graine de Moutarde blanche de santé, et je dois vous déclarer que je m'en suis très-bien trouvé pour détruire un catarrhe qui me faisait souffrir depuis longues années et causait des craintes à ma famille et à mes amis.

Ils sont heureux et surpris du changement qu'ils remarquent en moi ; je me porte bien maintenant, tandis qu'avant d'employer votre Graine, je toussais et me plaignais constamment. De mon côté, je ne puis assez répéter que c'est à votre précieuse Graine que je dois ce retour inespéré à la santé.

Veuillez agréer, Monsieur, etc.

NICOLET,
Négociant, rue Saint-Tropez, 2.

Mesnil-Saint-Denis, le 3 juin 1859.

MONSIEUR DIDIER,

Depuis environ une quinzaine d'années, j'étais sourd de l'oreille droite, et, au mois de mars dernier, je suis devenu également sourd de l'oreille gauche. Je suivis, pendant quelque temps, le traitement d'un médecin qui me donnait des soins, mais sans obtenir d'amélioration. Je vis, par hasard, dans un journal, les résultats obtenus par l'emploi de votre Graine de Moutarde blanche, quoiqu'il n'y eût rien concernant ma maladie, je me suis décidé à en essayer ; au bout de

quelque temps, je commençais à entendre un peu ; j'ai continué, et maintenant j'entends très-bien.

J'ai bien l'honneur, etc.

CARDOT.

Cette, le 26 décembre 1858.

MONSIEUR DIDIER,

Votre Graine de Moutarde blanche de santé vient de faire merveille : une religieuse, âgée de 23 ans, qui souffrait d'une gastrite depuis deux ans et était tombée dans le marasme, a été radicalement guérie dans trois semaines.

Veuillez me faire un second envoi de deux kilogrammes de cette excellente Graine.

Agréez, Monsieur, mes salutations.

CIELLE fils,
Négociant, quai Bosc, 3.

M. Philippe, 16, rue Saint-Louis, à Batignolles, était depuis longtemps traité pour une gastrite. N'obtenant aucune amélioration, il se mit à l'usage de la Graine de Moutarde blanche, et après cinq semaines de son emploi, il se trouva parfaitement bien. Sa femme, qui avait de violents maux de tête, a été aussi guérie ; une dame de sa connaissance avait la figure couverte de dartres et de boutons, dont elle s'est complétement débarrassée par l'emploi de la Graine de Moutarde blanche.

M. Laurent, anciennement boulanger rue des Moineaux, n° 9, actuellement à Vitry, grossissait à vue d'œil d'une manière étonnante ; il était asthmatique, le sang le gênait horriblement ; il ne pouvait plus marcher ni rien faire, lorsqu'on lui conseilla la Graine de Moutarde. Le traitement que lui faisait suivre son médecin ne lui apportant aucun soulagement, il se décida à en prendre. « Quinze jours après, dit-il, « je *courais* joyeux à mes affaires, bénissant la Graine qui, « en si peu de temps, m'avait rendu à la santé ; j'en ai « continué l'usage pendant quelque temps et mon embon- « point a disparu. »

Bordeaux, le 22 mars 1860.

MONSIEUR DIDIER,

Veuillez, je vous prie, accepter mes remercîments, car il y a quinze jours que j'éprouve un bonheur que j'avais perdu depuis deux années. Depuis l'âge de vingt ans je suis traité comme asthmatique; j'en ai cinquante sept. Jusqu'en 1858 on a calmé mes crises par les saignées et les sangsues; mais à cette époque j'eus une si forte crise, que depuis lors je n'ai pas passé une nuit sans être obligé de fumer trois ou quatre fois pour pouvoir reposer un peu. Depuis que je fais usage de votre excellente Graine de Moutarde blanche, je dors quatre et cinq heures sans me réveiller; dans la journée ma respiration est tellement facile, que je suis à me dire : Est-ce bien vrai?

Je ne cesse de répéter à tout le monde que j'ai retrouvé le bonheur, grâce à vous, Monsieur; car depuis quelques mois je commençais à être dégoûté de la vie, tant mes souffrances étaient devenues intolérables.

Recevez donc, Monsieur, les bien sincères remercîments de votre dévoué

AUDEBERT,
13, cours Tourny.

———

Montretais, le 16 juillet 1859.

MONSIEUR DIDIER,

Je vous prie de me faire passer le plus tôt possible quatre kilogrammes de votre Graine de Moutarde blanche. Les personnes qui en font usage s'en trouvent fort bien; je m'adresse toujours à vous dans l'intime confiance que, comme par le passé, vous m'enverrez de très-bonne Graine.

Agréez, Monsieur, l'hommage de mes respects sincères.

BROSSAUD, curé.

———

Luzy (Nièvre), 4 mai 1859.

MONSIEUR DIDIER,

La Graine de Moutarde blanche que vous m'avez expédiée, il y a quelque temps, ayant produit des résultats satisfaisants sur mon fils, atteint d'un abcès froid depuis plus d'un an, et que la médecine n'a pu guérir, je vous adresse sous ce pli un mandat de 20 francs sur la poste, afin que vous ayez l'obligeance de m'en envoyer pour le montant de cette somme le plus tôt possible, de manière à ce que son traitement ne soit pas interrompu.

J'ai l'honneur, etc.

COMMUNAL, ancien notaire.

———

Monsieur Didier,

Je certifie que votre Graine de Moutarde blanche m'a complétement débarrassé d'une démangeaison atroce dont j'étais affligé depuis dix ans, et que rien encore n'avait pu calmer.

A. André,
44, avenue Gabriel.

Mme Burel, 78, rue Saint-Dominique, à l'époque de son retour d'âge, avait le sang qui se fixait à la poitrine, le sommeil l'avait quittée, elle manquait de forces et crachait fréquemment le sang; elle était continuellement souffrante depuis longtemps déjà, lorsqu'on lui conseilla de faire usage de la Graine de Moutarde blanche de santé.

En très-peu de temps, une amélioration sensible se manifesta ; maintenant elle dort bien, a bon appétit et est bien portante.

Maigreur. — Obésité.

Il paraîtra d'abord ridicule d'affirmer que la Graine de Moutarde blanche fait engraisser et maigrir; mais si l'on réfléchissait que la grande maigreur et l'excès d'embonpoint sont deux maladies, et que cette Graine, en améliorant les digestions et en tenant le corps libre, établit l'équilibre, on concevrait qu'elle pût être utile dans ces deux cas; il y a d'ailleurs des faits nombreux à l'appui de ce raisonnement; on en a donné connaissance.

Irritation. — Maux d'yeux. — Vue affaiblie.

M. D. Audiger, dont on donne l'adresse, avait la vue très-affaiblie. Il craignait de la perdre tout à fait; la Graine de Moutarde blanche la lui a fortifiée à un tel point, qu'il voit maintenant l'heure au cadran du Louvre, quoique placé à l'extrémité opposée de la place.

Rougeurs de la peau.

Lady Bruce, demeurant rue de la Paix, hôtel de la Paix, avait des maux d'estomac, ses digestions étaient pénibles, sa figure était couverte de rougeurs tellement vives qu'elle n'osait sortir; six paquets ont suffi pour la guérir.

5797 — Paris. — Imprimerie Renou et Maulde, rue de Rivoli 144.

IMPRIMERIE RENOU ET MAULDE, RUE DE RIVOLI, 144.